運動嫌いでも
一生歩ける体になる

寝たきりにならない体の使い方

フィジカルトレーナー
中野ジェームズ修一

Gakken

これ、できますか？

1

オーバーヘッドスクワット

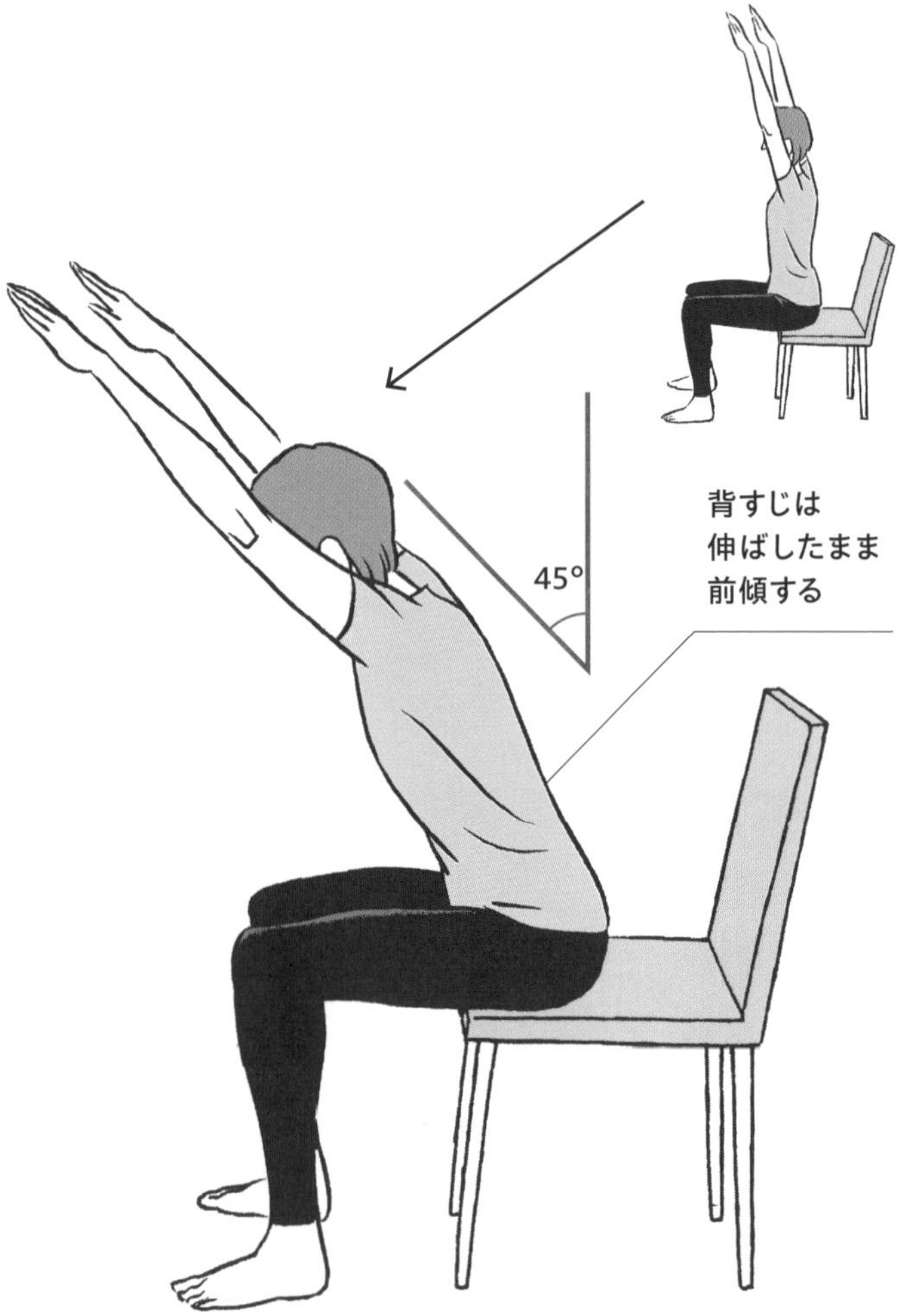

イスに浅く座ったら背すじを伸ばし、両腕をまっすぐ上へ。両腕を上げたまま上半身を45°前傾する。

腕の位置を変えずに立ち上がれますか？

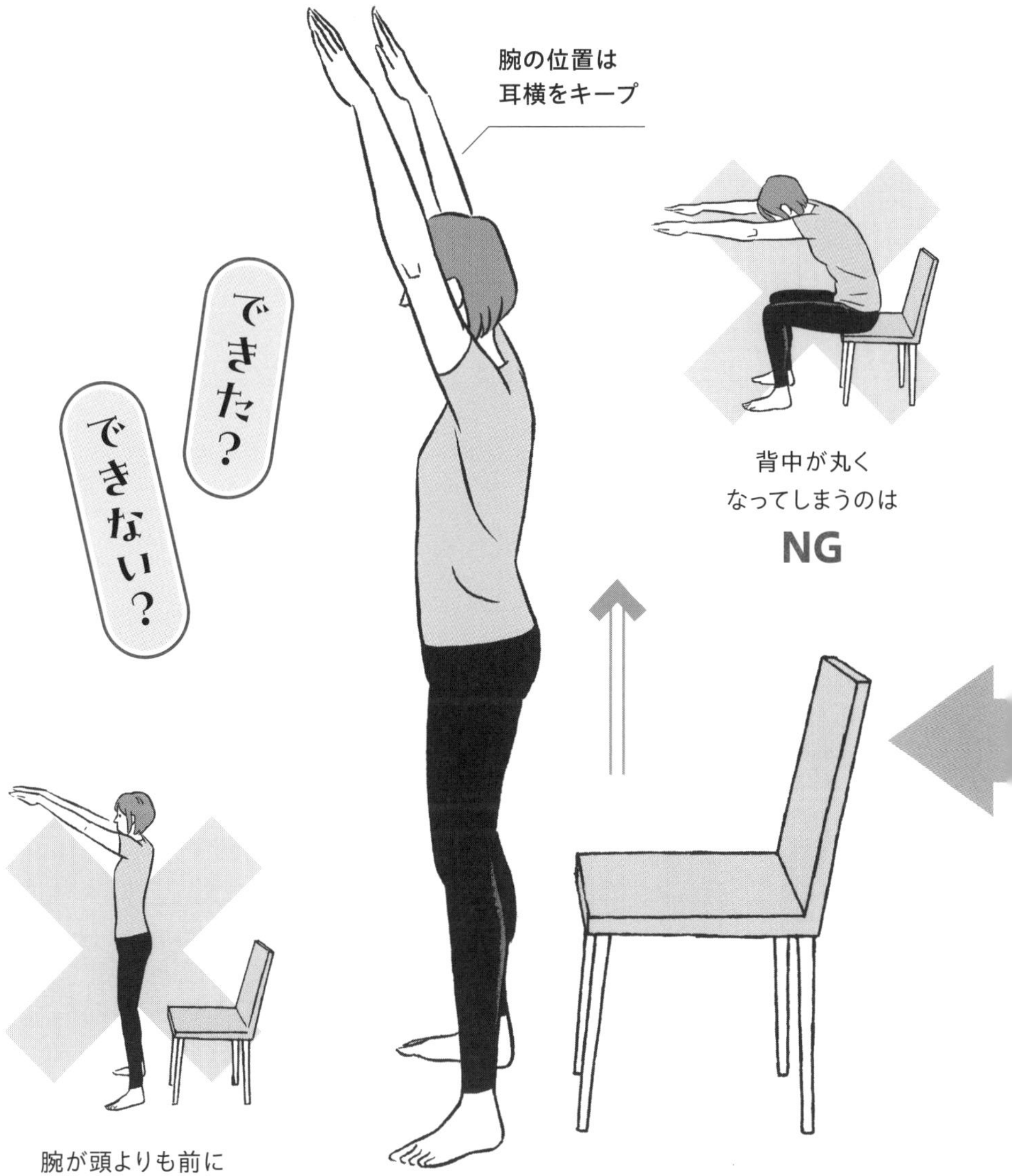

背中が丸く
なってしまうのは
NG

腕が頭よりも前に
出てしまうのは
NG

腕の位置を変えないようにしながら、
立ち上がる。

これ、できますか？

2

バランス靴下はき

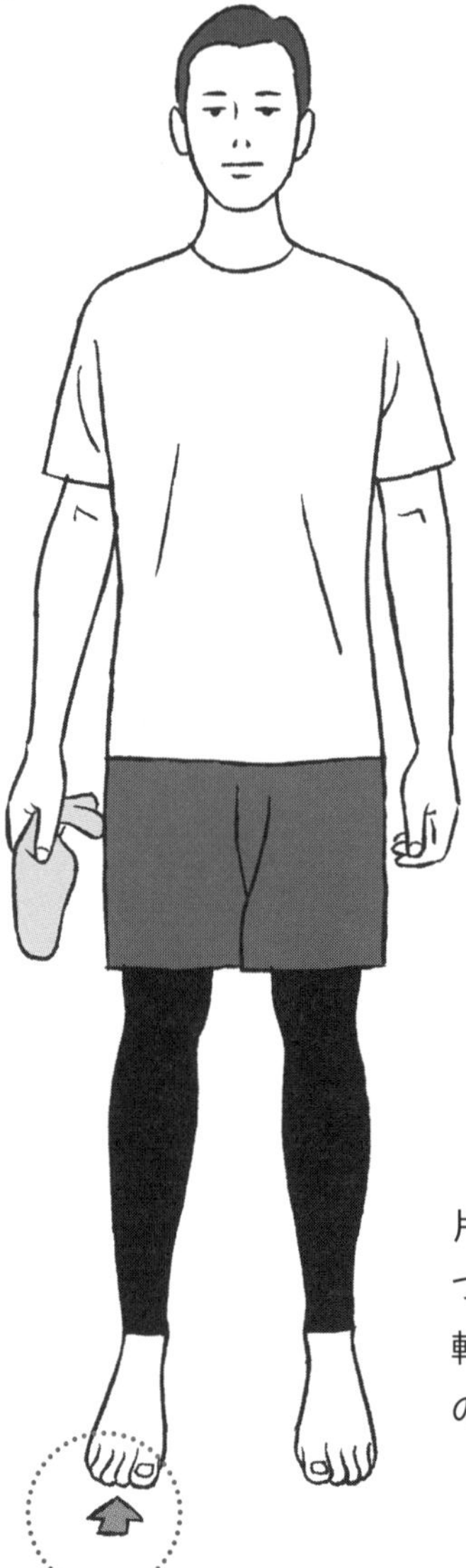

片手に靴下を持って立つ。片脚立ちする際の軸脚となる足のつま先の位置に目印をつける。

バランスを崩さず片脚立ちで靴下がはけますか?

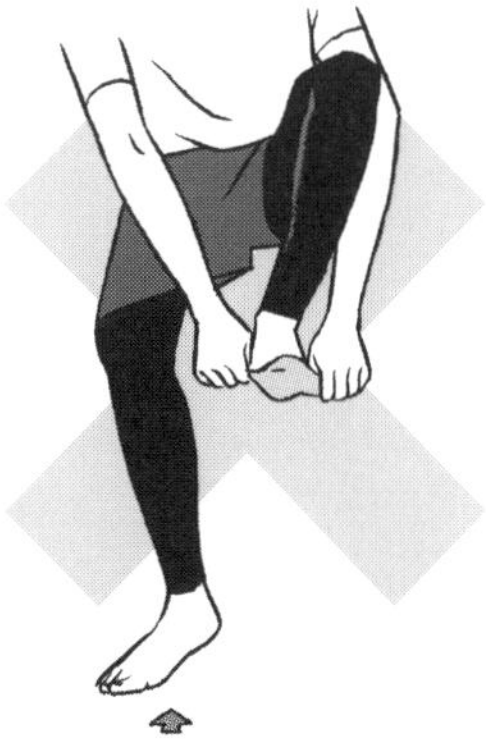

軸脚のつま先やかかとが動いてしまうのは
NG

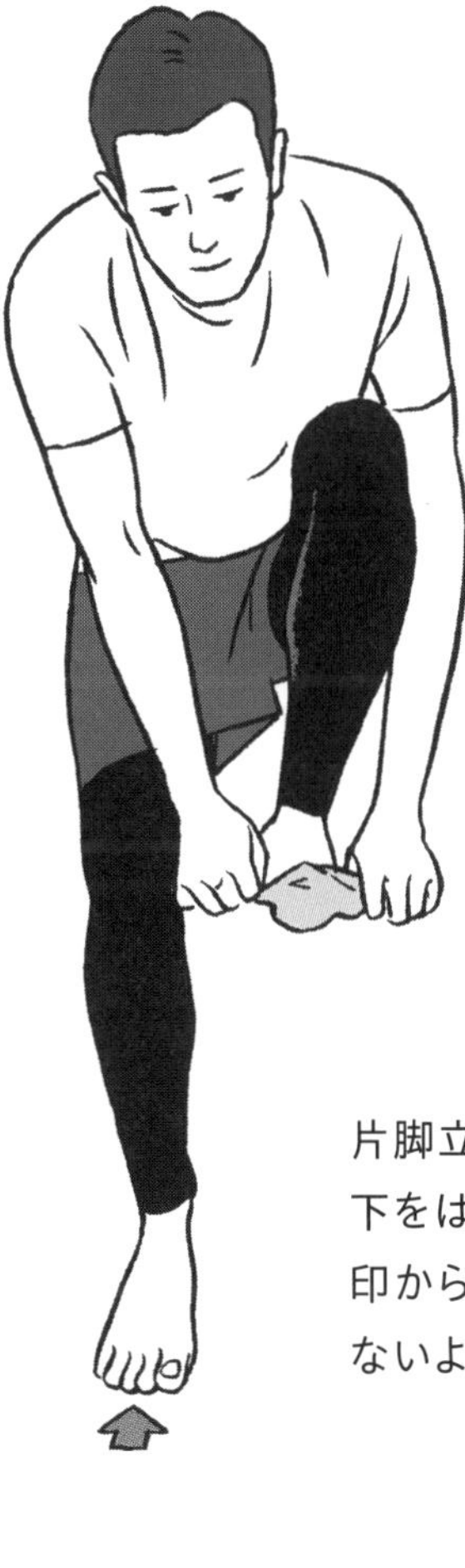

片脚立ちになって靴下をはく。軸脚の目印からつま先がズレないようにする。

⚠注意
ひざが痛い人や、転倒の可能性がありそうな人は、壁やベッド、イスなど体を支えられるものが近くにある場所で行う。

これ、できますか？

3

卍（まんじ）スタンドアップ

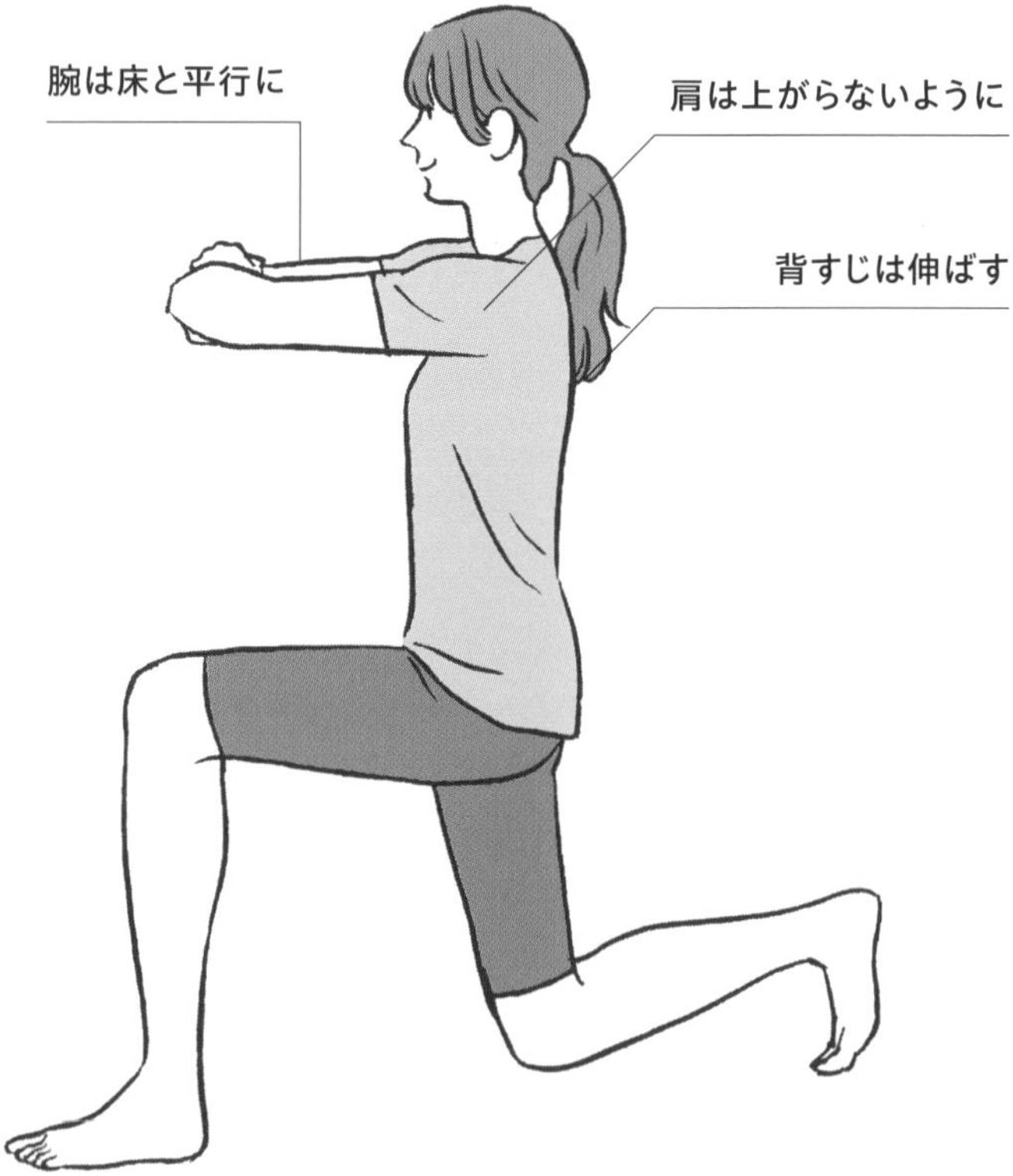
腕は床と平行に
肩は上がらないように
背すじは伸ばす

床に片ひざ立ちになり、両腕を体の前で組む。
背すじを伸ばし、腕は床と平行にする。

反動を使わず
まっすぐ立ち上がれますか?

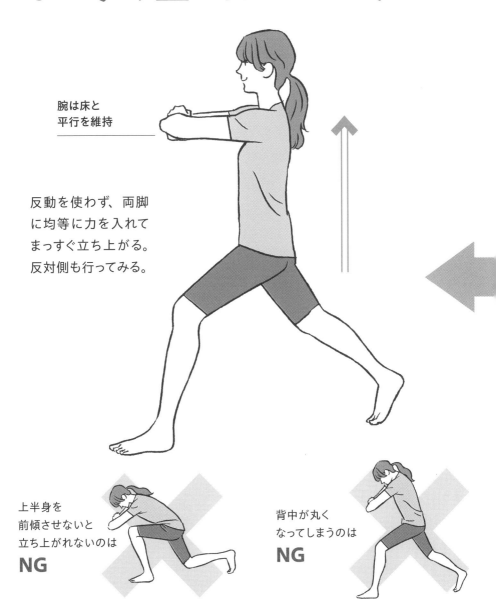

反動を使わず、両脚に均等に力を入れてまっすぐ立ち上がる。反対側も行ってみる。

上半身を前傾させないと立ち上がれないのは
NG

背中が丸くなってしまうのは
NG

これ、できますか？

4

すべり台

あお向けになり両ひざを立てる。ひざの間隔はこぶし2個分ほどあける。両腕を床に対して垂直になるようにまっすぐ天井方向へ伸ばす。

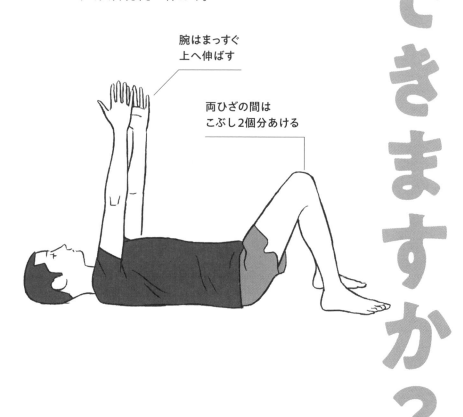

腕はまっすぐ
上へ伸ばす
両ひざの間は
こぶし2個分あける

脚を上げ床から45°で 5秒キープできますか？

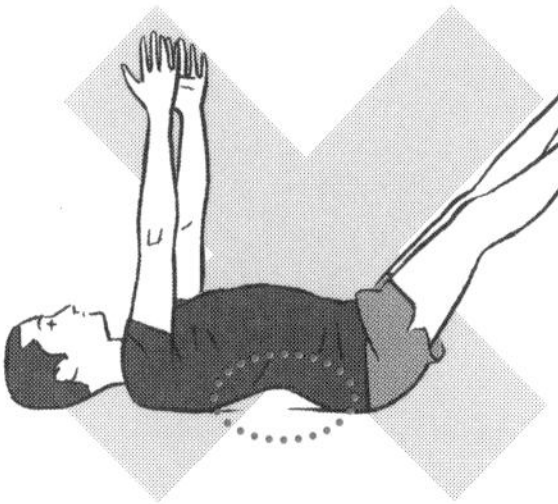

腰が床から
浮いてしまうのは
NG

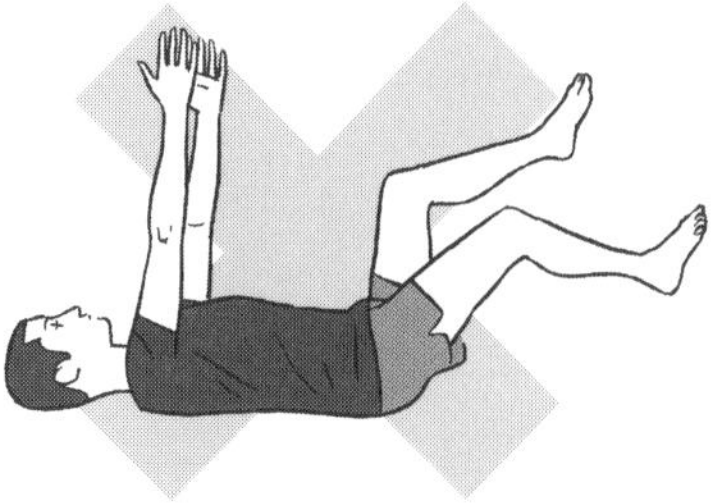

上げた両脚が
そろってないのは
NG

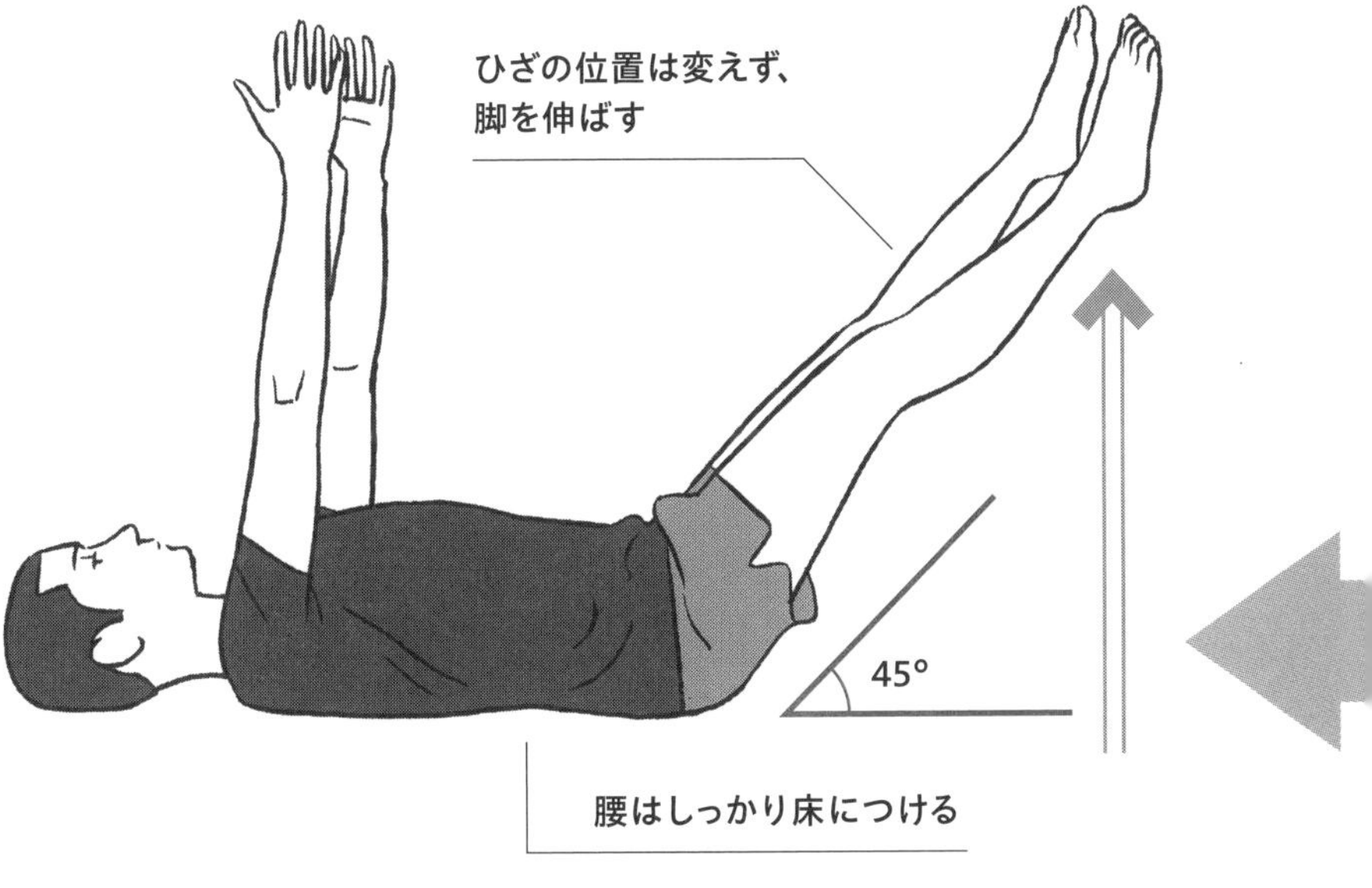
ひざの位置は変えず、
脚を伸ばす
45°
腰はしっかり床につける

両ひざの位置は変えないようにして脚を上げ、ひざをしっかり伸ばす。床に対して45°のところで5秒間キープする。

これ、できますか？

5

肛門締め＆胸式呼吸

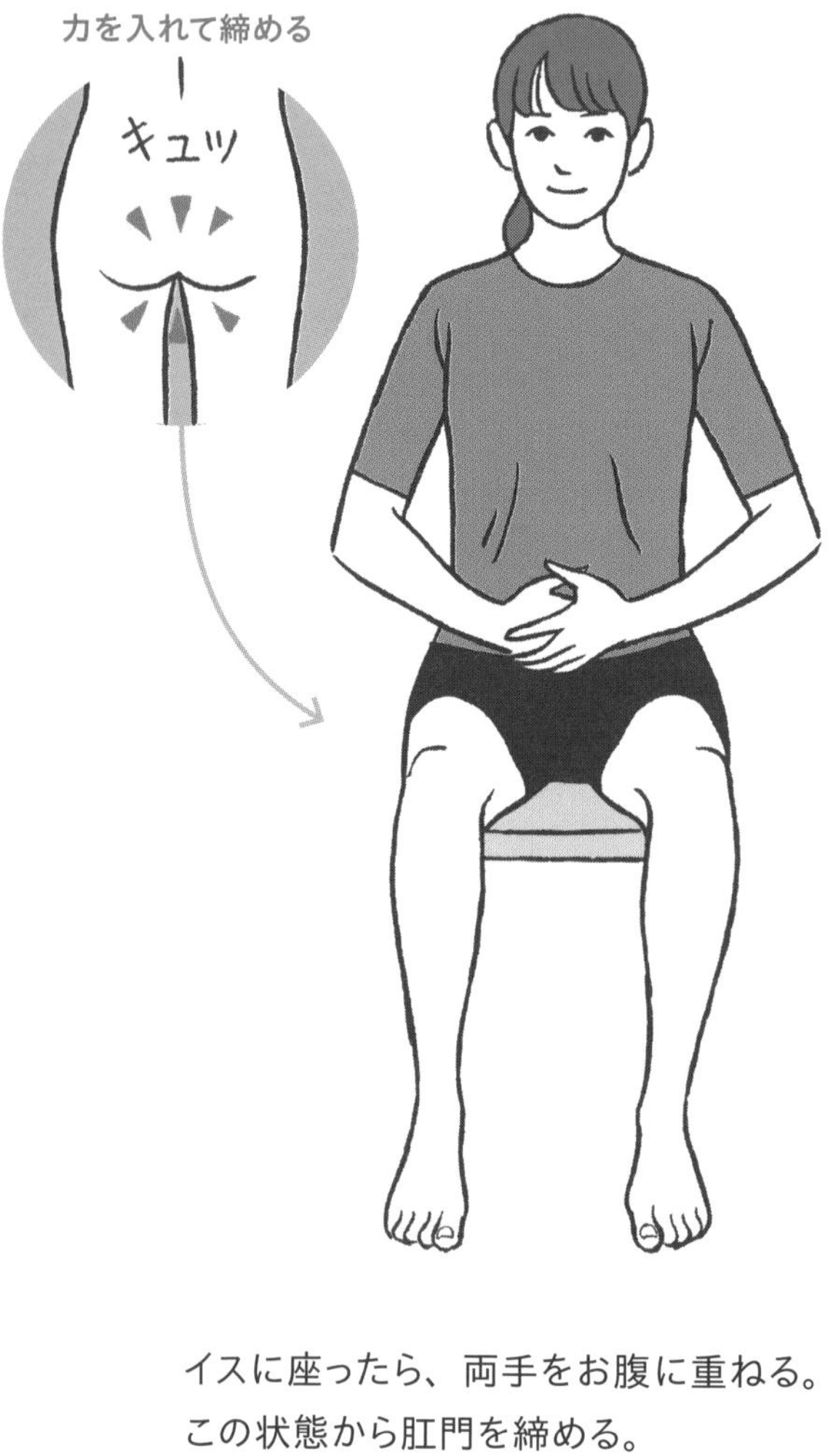

イスに座ったら、両手をお腹に重ねる。
この状態から肛門を締める。

お腹を動かさずに 胸で呼吸できますか?

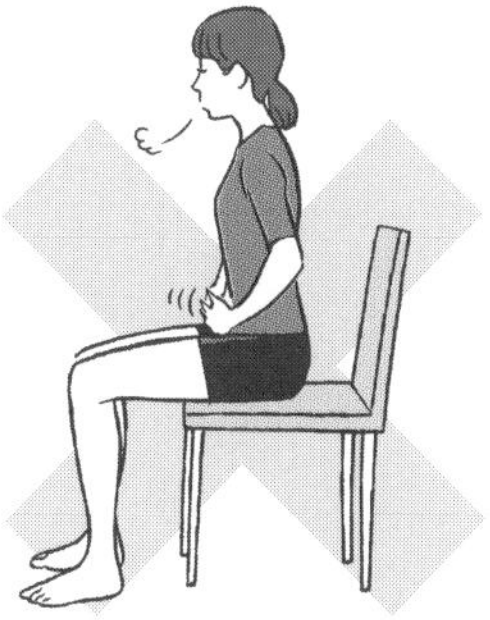

呼吸のときお腹が
動いてしまうのは
NG

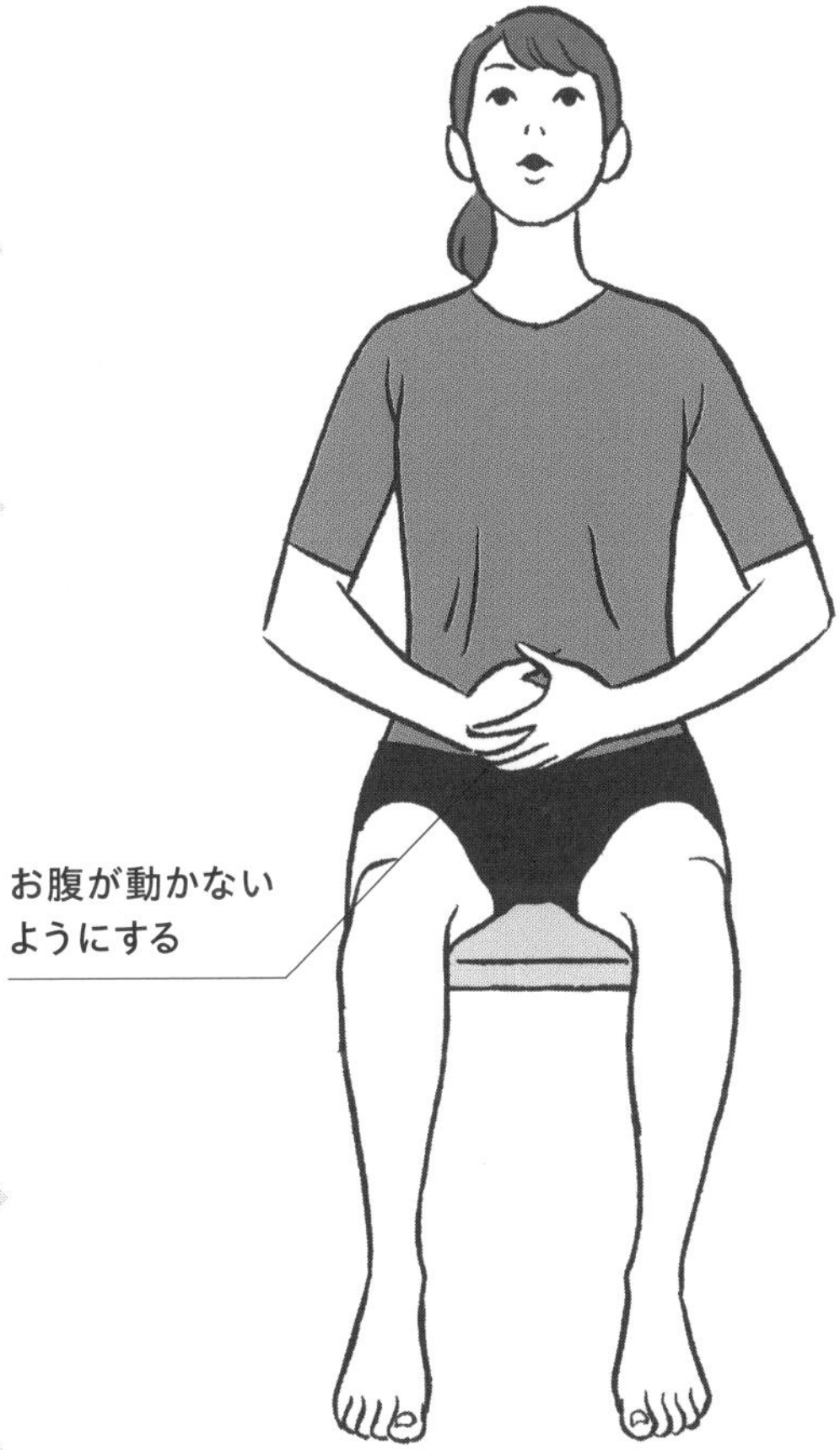

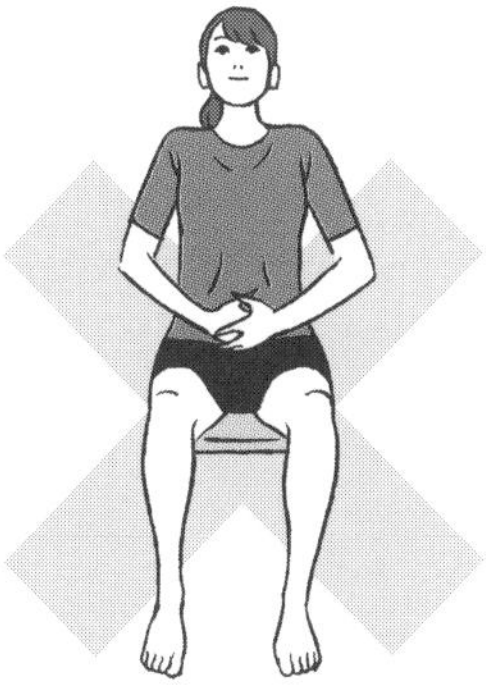

呼吸のとき肩が
上がってしまうのは
NG

肛門は締めた状態のまま、お腹を動かさずに胸だけで呼吸する。手をお腹に添えておくとお腹の動きの有無を感じ取れる。

こんにちは。フィジカルトレーナーの中野ジェームズ修一です。
私はこれまで30年以上にわたり、
一般の方からトップアスリートまで、
さまざまな方の体づくりをサポートしてきました。

さて、皆さんは、P2～11の5つの動きは、
全部できましたか？

じつはこれらの動作は、
あなたが「寝たきり予備軍」かどうかを
チェックするテストの一部です。

もしひとつでもできない動作があった人は、
近い将来、「寝たきり」になってしまうかもしれません。

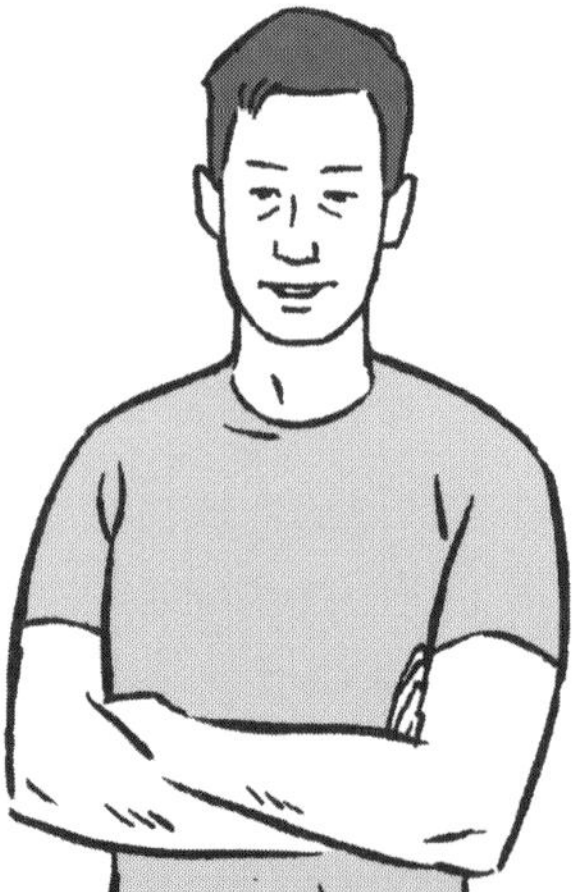

本書を手に取ってくださった方の多くは「寝たきりが心配」
という思いを抱いていらっしゃると思います。だからこそ、
できなかった事実に、はっとしたのではないでしょうか。

また、「この動作ができないだけで、寝たきりに？」と、
にわかに信じがたいという人もいるでしょう。
でも、決して大げさなことではありません。

P2～11の動作ができなかったのは
立つときに体を支えたり、歩いたりするときに使う
筋肉の衰えが進んでいる可能性があるからです。

今は自分の脚で歩けていても、
筋肉の衰えに歯止めをかけなければ、
「寝たきり」がどんどん忍び寄ってきます。

では、5つすべてできた人は安心かというと……

そうではありません。

たとえば、次のようなことは身に覚えがありませんか？

- ☑階段を上るのがつらくなった
- ☑疲れやすくなった
- ☑姿勢が悪くなった気がする
- ☑何もないところで転んだりつまずくようになった
- ☑脚がつりやすくなった

当てはまった人は多いですよね。

これも、筋肉が衰えてきている兆候かもしれません。

何も対策をしなければ、いずれP2～11の動作ができなくなって、将来、「寝たきり」になってしまうかもしれないのです。

ところで、「疲れやすくなった」、
「体力がなくなった」などの理由として、
「年のせいだから」という人がいます。

とてもよく聞く言葉ですが、
それらは決して、年のせいではありません。

あなたのまわりにも、
すぐヘトヘトになってしまう20代の若者がいませんか？
逆にさっそうと歩く高齢の方もいますよね。

同じ年齢であっても、体力がある人と
そうでない人がいます。
そして、同じ年齢でも「寝たきり」の人もいれば、
元気に生活できている人もいます。
加齢と衰えは、必ずしもイコールではないのです。

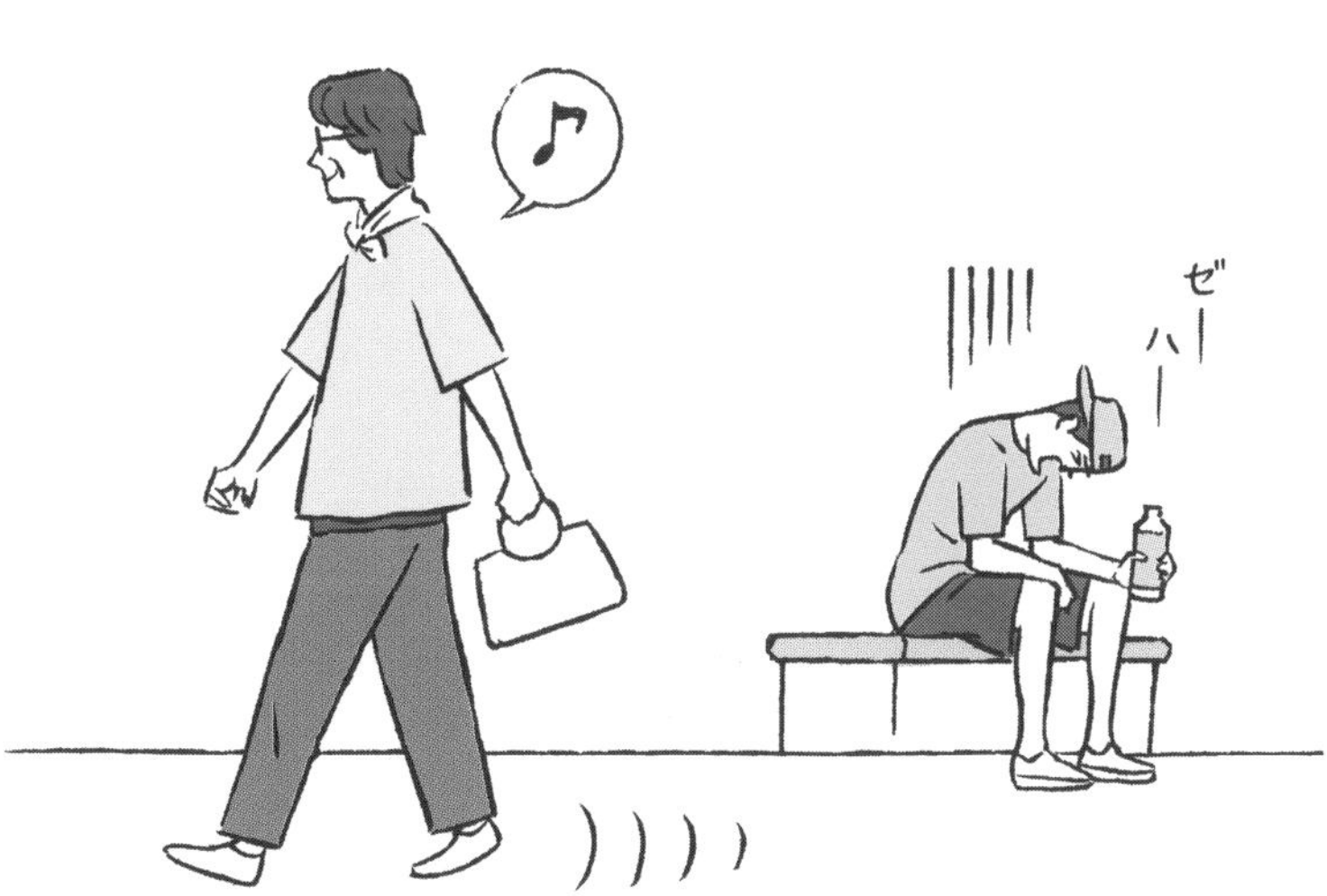

では、なぜ衰えてしまうのか。
詳しくは本書の中で紹介していきますが、
端的に言えば、「体を動かさなくなった」から。

「年をとったから、衰えた」のではなく、
「年をとって体を動かす機会が減ったから衰えた」が
正しい見方です。

座っている時間が長い、あまり歩かない、
階段を避ける……。
近年はコロナ禍もあり、こういった人が増えていますが、
〝動かない生活〟をすればするほど、
体はもちろん、脳も衰えてしまいます。
それが、骨折を招いたり、病気を招いたり、
認知症を招いたりして、
「寝たきり」に向かわせてしまうのです。

「寝たきり」にならないためには、体を動かさなくてはいけません。
でも、「運動は嫌い」「なかなか続かない」という人が多いですよね。

そんな人は、まずは日常生活の中でできることから始めましょう。
「寝たきりにならない」ために日常でできることは何か……。

それは、「体の使い方」を変えることです。
座っているときや歩くときの「体の使い方」を
少し変えるだけでも、「寝たきり」予防の第一歩になります。
本書では、その方法を詳しく紹介していきます。

医学の進歩が目覚ましい今、「人生100年時代」とも言われています。
せっかく長く生きる人生を「寝たきりで過ごしたくない」。
誰もがそう思っていますよね。

「寝たきり」は自分の行動と、心がけで避けられるものです。
今日から、「寝たきりにならない体の使い方」に変えていきましょう。

ラジオ体操を続けているから、寝たきりになる心配はないですよね？

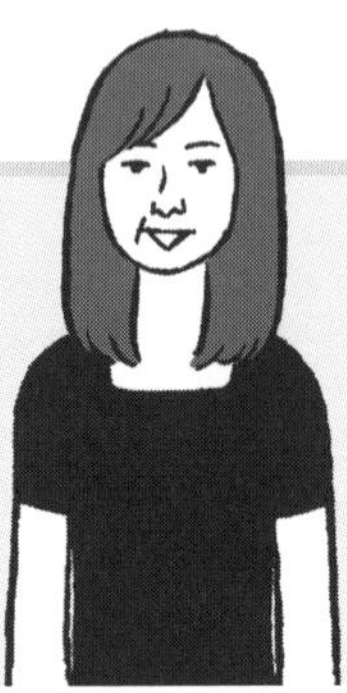

寝たきりにならないためには、筋力をつけることが大事ですが、じつはラジオ体操では負荷が不十分です。

▶ 詳しくはP62 へ

75歳ですが、この年からでも筋肉は鍛えられますか？

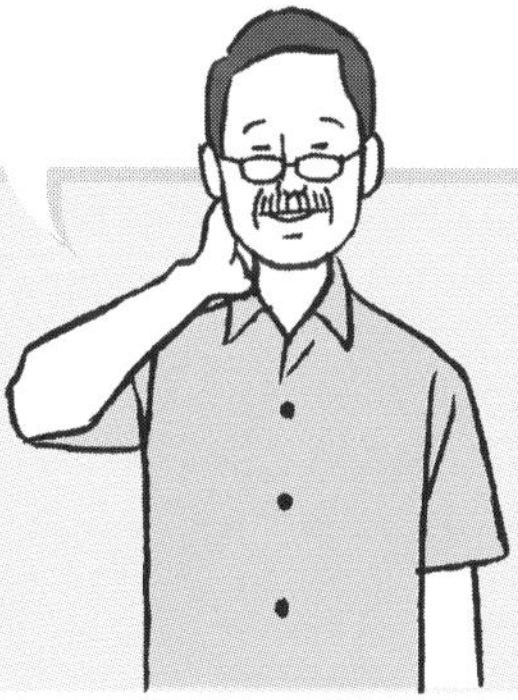

筋肉は何歳からでも、鍛えられます。年齢は関係ありません！

▶ 詳しくは P36 へ

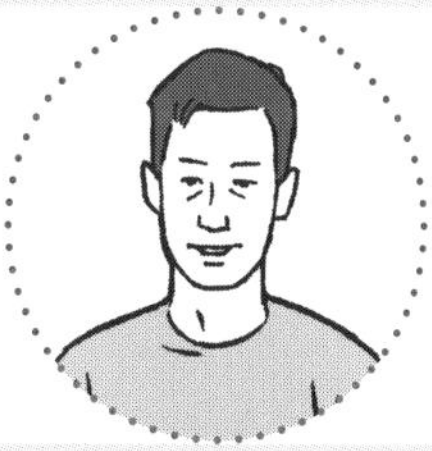

寝たきりって
遺伝するのでしょうか？
親が
寝たきりだったので、
心配です……

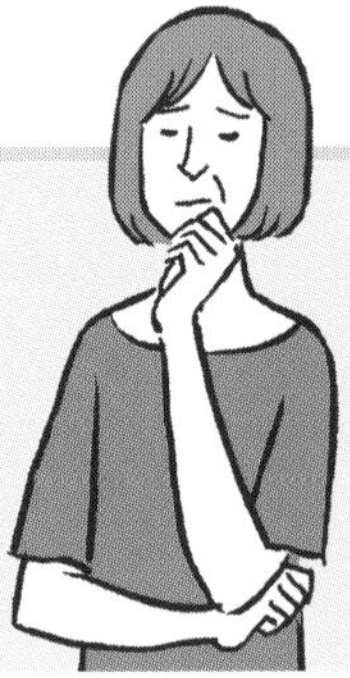

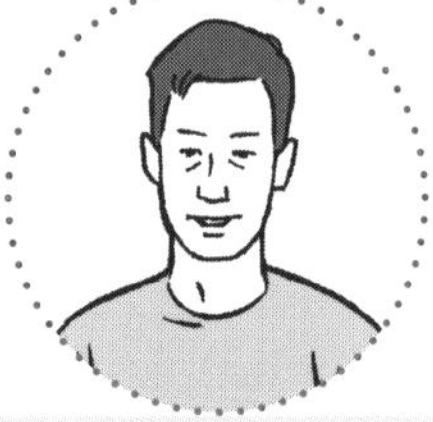

遺伝ではありません。「寝たきり」になるかならないかは、あなた次第。あなた自身の生活習慣が影響します。▶ 詳しくは P42 へ

昔、本格的に
スポーツを
やっていたから、
寝たきりとは
無縁ですよね？

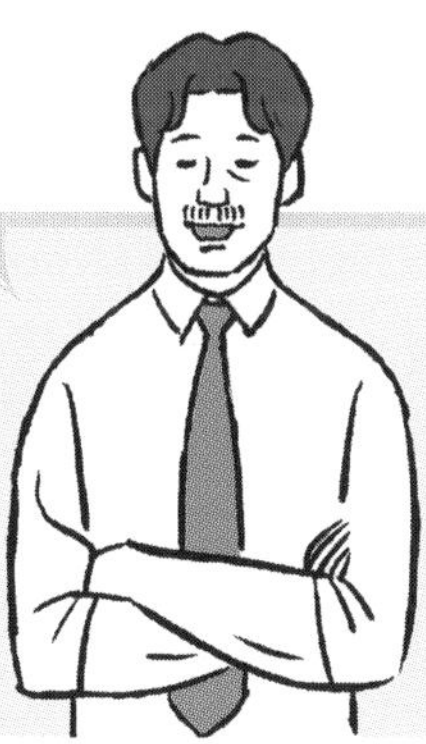

昔鍛えていた筋肉も、動かさなくなれば、あっという間に衰えてしまいます。継続が何より大事です。

▶ 詳しくは P32 へ

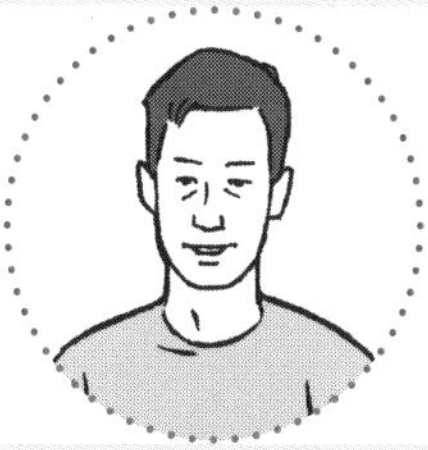

寝たきりになるより、
認知症のほうが
怖いのですが、
どうしたらいいですか？

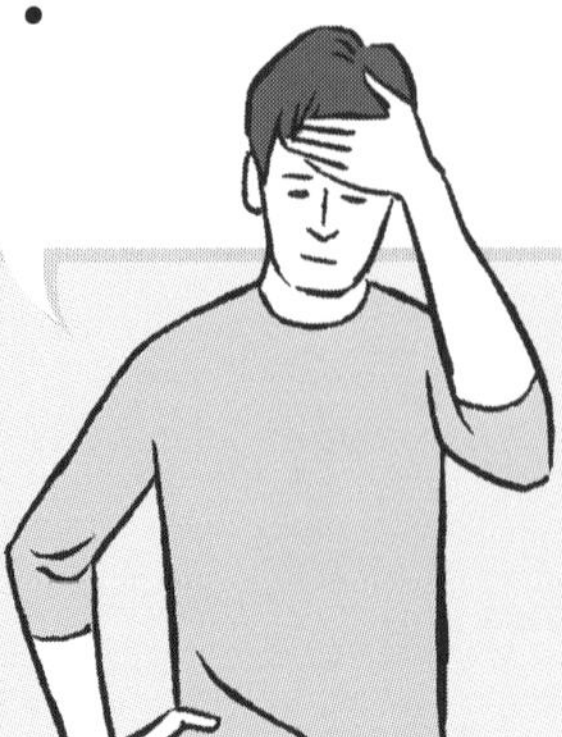

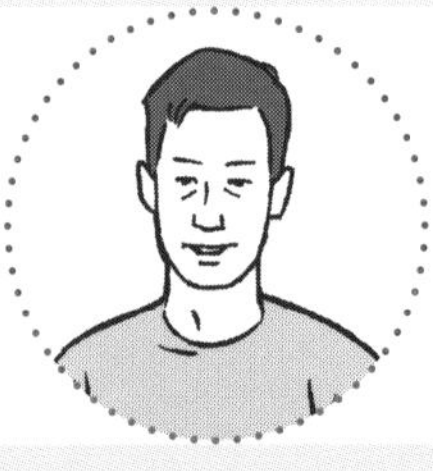

体を動かすことは認知症の予防にもつながります。体を動かさない生活をしていたら両方のリスクが高まります。▶ 詳しくは P160 へ

やっぱり、粗食な人のほうが、長生きなのでしょうか？

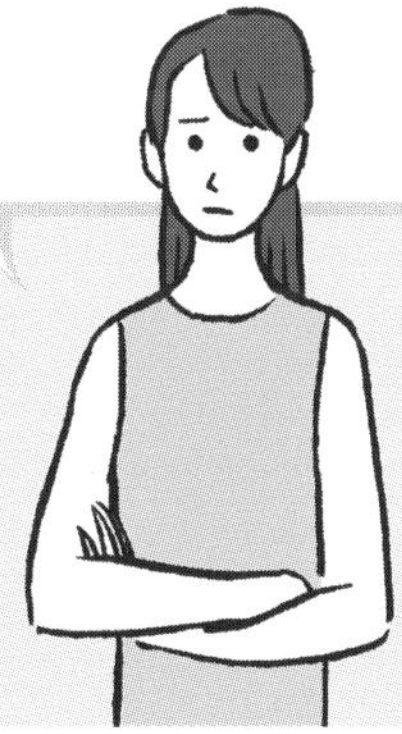

それは迷信！ もちろん、食べすぎはよくありませんが、
年齢を重ねた人ほど、しっかり食事をとってください。

▶ 詳しくは P138 へ

運動嫌いでも一生歩ける体になる　寝たきりにならない体の使い方　目次

第2章

いつもの動作にひと工夫で変わる！「寝たきり」にならない体の使い方

第3章

これだけはやっておきたい！「寝たきり」にならないストレッチ

第4章

粗食、少食は健康長寿の大敵！栄養不足が「寝たきり」を招く

第5章

認知症予防の新事実！「脳の衰え」はウォーキングで防げる

本書で紹介している方法を実践して、万が一体調が悪化した場合は、すぐに中止して医師にご相談ください。また、ケガや病気の治療中の方、医師から運動や食事についての指導を受けている方、食物アレルギーのある方などは、事前に医師の判断を仰いでください。

第1章

何歳からでも遅くない！

「寝たきり」に なるかならないかは 自分次第

筋肉は動かさなければ、あっという間に減少していく

冒頭のＰ15でお伝えしたとおり、「疲れやすくなった」「体力が落ちた」は決して「年のせい」ではありません。

「運動不足」によって筋肉が衰えたり、減ってしまったりすることが主な原因です。

人間の筋肉は、これといった運動習慣のない生活をしていると、20代から年間約１％の割合で減り続けていきます。また、恐ろしいことに**50歳頃からは減少のペースが速くなり、70代からはさらに加速。**

運動をしなければ、50歳～80歳までの間に体の30～40％もの筋肉量が減少してしまうとも言われているのです。

だから、もしあなたが何年も運動をしない生活を続けてきたならば、「年のせいで衰えた」「年だから体力が落ちた」と感じるのも不思議ではありません。

年を重ねることで筋肉量の減少に拍車がかかっていくことからすれば、たしかに「年のせい」という一面もあるかもしれません。でも、それはあくまでも「運動をしない生活を続けている」から。

加齢そのものよりも、加齢とともに積み重ねてきた「運動不足」が筋肉を減らしてしまい、体力の衰えを招いているのです。

また、若い頃に比べて出かける機会が減ったり、「年だから、もう無理はしないほうがいい」といった思い込みから、たくさん歩くのを避けたり、階段を上り下りするのを避けたり、重いものを持つことを避けたり……。年齢を理由に動く機会を減らしたり、動作を制限したりしてしまっている人も多いのではないでしょうか。

そういった生活習慣もまた、「筋肉の減少」を後押ししています。

体力が落ちたり、疲れやすくなったりするのは、「年のせい」ではなく、「年をとって体を動かす機会が減ったせい」なのです。

疲れやすくなったのは、少ない筋肉で重い体を動かすから

どうして筋肉が減ると、疲れやすくなってしまうのでしょうか。
それは、少ない筋肉で重い体を動かそうとするからです。

筋肉がたくさんある人ならば重いものでも軽々と持ち運びができますよね。筋肉が少ない人が同じことをしたらどうでしょうか。持ち上げるだけでもしんどいし、それを持って歩けばすぐにバテて、息切れしてしまいますよね。

自分の体そのものも同じことが言えます。筋力があればラクに歩いたり、動いたりすることができますが、筋力のない人ではそれもひと苦労。だから、日常的に歩くのも動くのもしんどくなるし、心肺にも負担がかかりやすくなり疲れやすくなる。

つまり、**筋力があれば年をとっても疲れにくいですし、逆に筋力がなければたとえ若くても疲れやすくなってしまう**のです。

ちなみに弊社（スポーツモチベーション）独自の調査によると、コロナ禍での外出機

会の減少によって体を動かさなくなった人は、体重が平均で1kg程度増えていました。それと同時に平均約2kgの筋肉量が減っていたのです。

体重は増えたのに、筋肉の量は減ってしまった……。すなわち荷物の重量は増えたのに、それを持つ人員は減ってしまったのです。ということは、これまで以上の力で持たなくてはいけませんから、当然負担がかかり、疲れてしまいますよね。

疲れれば、より動くことがおっくうになってしまいます。動かなければ筋肉は減っていき、ますます疲れやすい体になってしまうのです。それが将来の「寝たきり」につながってしまうというわけです。

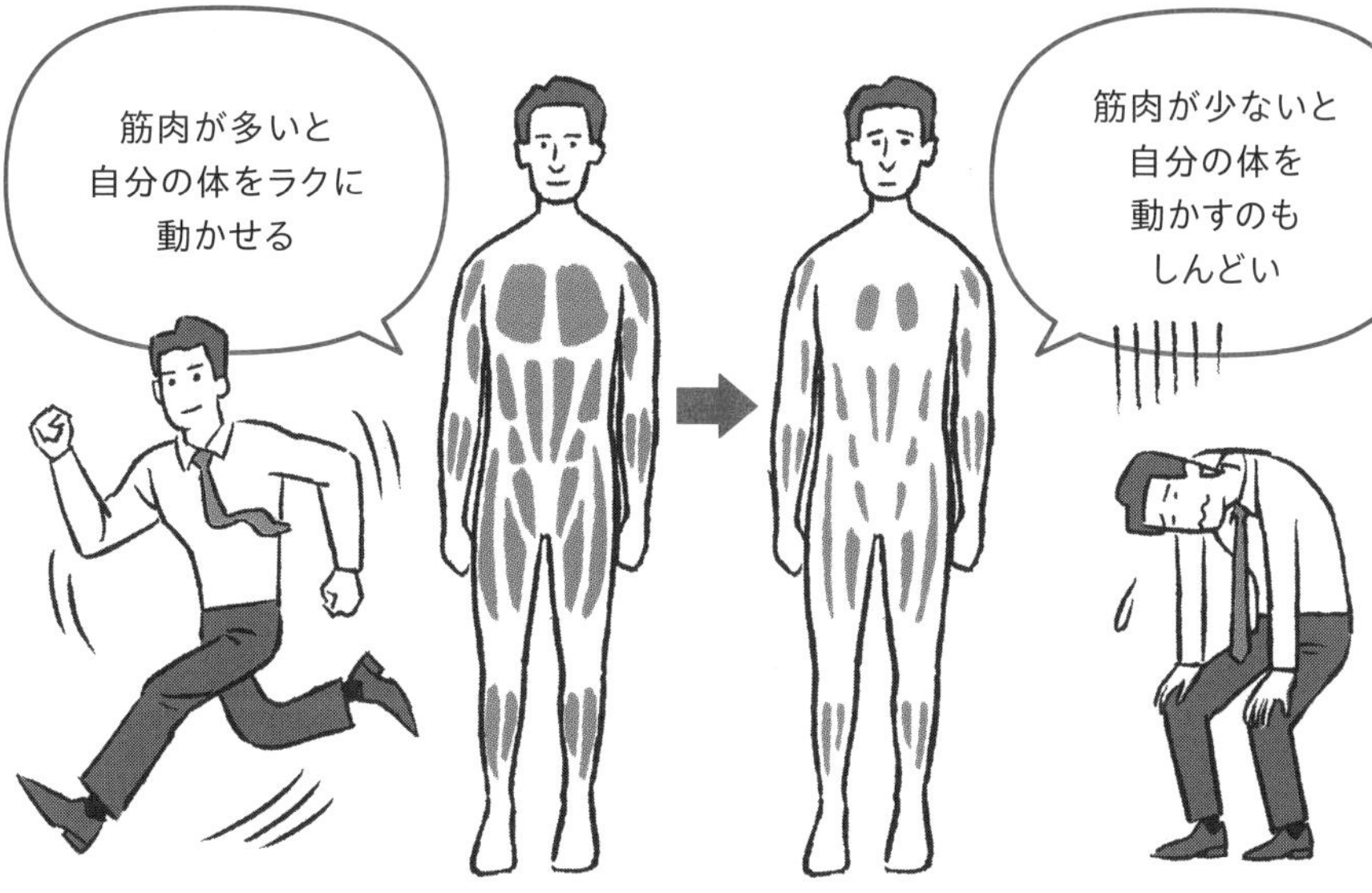
筋肉が多いと
自分の体をラクに
動かせる
筋肉が少ないと
自分の体を
動かすのも
しんどい

筋肉の強化に年は関係ない。90歳からでも取り戻せる

一度減った筋肉は取り戻せないのかというと、決してそうではありません。**筋肉は動かさなければ衰えていきますが、十分に体を動かしていれば維持ができるし、増やすことだってできます。**

「この年では、筋肉はつかない」「年だから、鍛えるのはもう無理」などと言う人がいますが、それはまったくの思い込み。**年齢は関係ありません。たとえ80歳でも90歳でも、トレーニングをすれば筋肉は大きくなる**ことがわかっています。

現に、私の祖母もそうでした。祖母は90代から1日1時間半の筋トレを行い、１０３歳のときに片脚スクワットを40回以上やってのけるほど、筋肉量を回復させました。

それから、運動がもたらす効果は筋肉だけではありません。脳の機能も向上させます。そのおかげで祖母は、１０４歳で亡くなるまで認知症になることはありませんでした。

「鍛える」とか「筋トレ」とか聞くとそれだけで引いてしまう人もいるかもしれませんが祖母は好き嫌いという感情ではなく、服薬する気持ちで運動をしていたそうです。

だからといって、皆さんにも「毎日1時半筋トレしなさい」と言うわけではありません。もちろんできる人はしてほしいですが、運動習慣がない人はまずできませんよね。

1時間半の筋トレとまでは言わないにしても、「寝たきり」にならないためには「体を動かすこと」は避けては通れません。動かなければ、筋肉は減る一方だからです。

自宅でもできるスクワット、階段の上り下り、踏み台昇降などは効果的に筋肉を鍛えられる運動ですから、こういったことを〝少しずつでも〟取り入れていってほしいです。

しかし、筋肉を減らさず維持していくために、それらを〝少しやるだけ〟では不十分なので、加えて日常生活の中で「正しく体を使う」ことをおすすめします。

第2章で詳しく紹介をしますが、**座っているとき、歩いているとき、テレビを見ているときなどに「体の使い方」を少し変えるだけで、効果的に「体を強くすること」ができます。**どれもハードなものではありませんから、ぜひ実践してください。

便利な生活が、どんどん筋力を奪っていた

ここまで、筋肉の衰えや体力の低下は年のせいではなく、「運動しなくなった」「体を動かす機会が減った」ことに原因があるとお伝えしてきました。

ではなぜ、体を動かす機会が減ってしまったのか……。**世の中が便利になったことも、理由のひとつ**です。

車や電車、エレベーター、エスカレーターはもはや当たり前ですが、近年では掃除だってロボットがやってくれるし、洗濯だって乾燥機能つきで干す手間いらず。通販なら、こちらが店に行かずとも目の前まで必要なものが運ばれてきます。

座りながら、指先でスマホをポチっと操作するだけで何でもそろってしまう。本当に便利な時代です。しかし、**その便利さが体を動かす機会を顕著に奪っていることにも目を向けなければなりません。**

「体を動かさなくて済む」ようになり、それによって動かす機会が減った筋肉は、どん

どん衰えていってしまっているのです。

なかには「機械の進化についていけなくて活用できていない」という人もいますよね。損をしているようにも思えますが、「寝たきり」にならないという面では、幸運かもしれません。とはいえ、そういった人でも移動は車や電車が当たり前。昔に比べて便利な手段が身近に増え、動く機会が減っていることは否めないでしょう。

また、コロナ禍で外出しない生活を続けていたことで、その後も外出がおっくうになってしまった。家で長時間座って過ごすことが習慣化してしまったという人も多いのではないでしょうか。世の中が便利になったことに加え、コロナ禍もまた、現代人の「体を動かす機会」の減少を招いた要因と言えます。

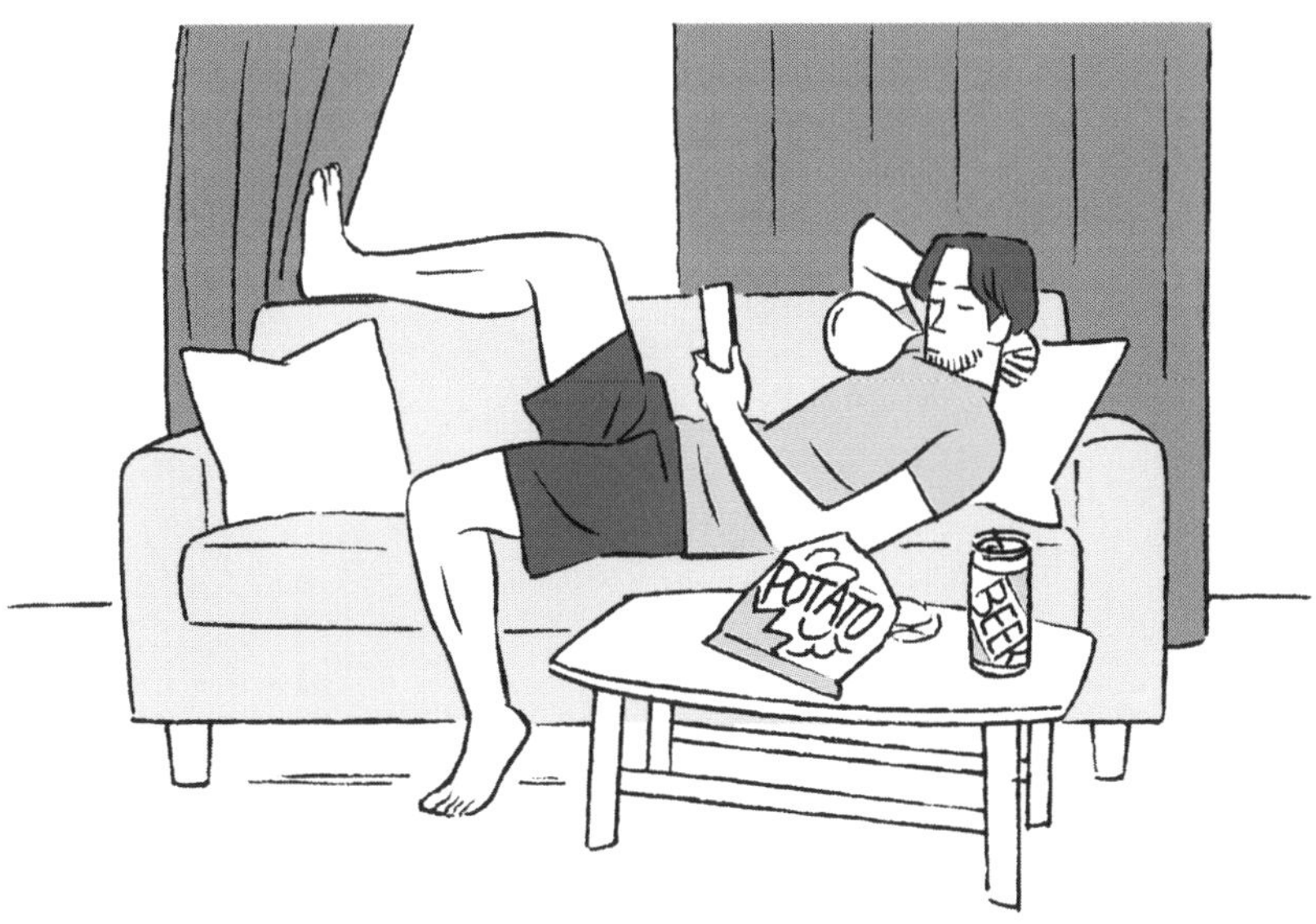

人間の体は、置かれた環境に適応していく

人間は二足歩行の生きもの。２本の脚で立ち、歩き、移動をします。**本来はそうやって脚を使わなければ、生活ができない生きもの**です。だから立つ、歩く、走るなどがしやすいように、下半身には大きく強い筋肉が備わっているのです。

しかし、前のページでお伝えしたように、現代は、「あまり歩かない、移動しない」でも生活ができてしまう時代。**「歩かない生活」が当たり前になれば、体は「生きるのに、さほど歩く必要はない」と判断。歩く機能をどんどん衰えさせてしまう**のです。

そして、「座る」が常習化すれば、ラクに座ることができるよう適応していきます。それこそ「ソファにもたれかかる」が常習化すれば、それに合った姿勢になっていくのです。

とはいえ、いくら生活が便利になろうとも「立つ、歩く、走る」は生きていくために不可欠。**「寝たきり」にならないためにはそれらの機能を維持していかなければなりません。だから座りっぱなしではなく、「脚を使う」生活をしていくことが重要**なのです。

アスリートが競技によって体つきが違うのも、それぞれが、自分の競技に適した体になっているからです。

かつて、私は世界的な自転車競技の大会「ツール・ド・フランス」にも出場するほどの実力を持つ選手をサポートしていたことがあります。それほどの選手となれば、何をやっても疲れないのだろうと思いますよね。ところが、彼は街を少し歩いただけでも疲れてしまいます。長年の選手生活によって、自転車に乗るにはすこぶる適した体になりましたが、歩くことには適応しにくい体になっていたのです。これは極端な例と言えますが、**よくも悪くも人の体は、「置かれた環境に適応」していく**のです。

便利な道具によって、人の活動量が減少

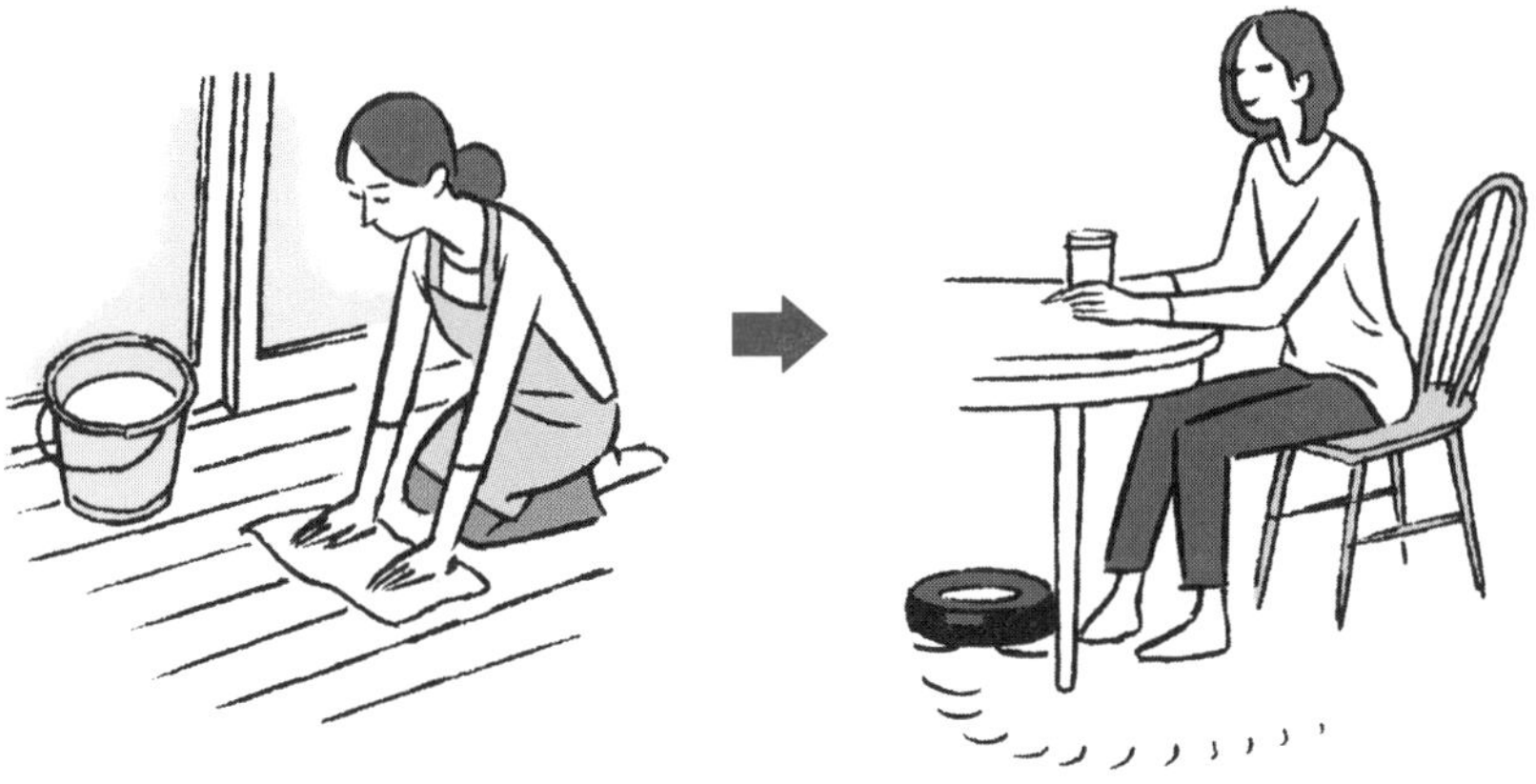

「寝たきり」になるかならないかは、自分次第

筋肉量が減少し、筋力が衰えた状態のことを「サルコペニア」と言います。進行すると転倒や骨折はもちろん、その先に待ち受ける「寝たきり」のリスクが高まることから、最近注目が集まっている言葉なので、耳にしたことがある人もいるかもしれません。

サルコペニアになる最大の原因は、これまでお伝えしてきたとおり「体を動かさなくなった」ことです。これが紛れもなく最大の原因ですが、ほかにもいくつか原因として挙げられることがあります。

たとえば栄養不足。第4章で詳しくお伝えしますが、特にたんぱく質の摂取量が少ないと筋力低下につながってしまいます。また、ストレスや喫煙、過度な飲酒。それらが引き金にもなる慢性炎症。疾患やホルモン分泌量の変化やＤＮＡの損傷なども影響する

と言われています。

こう原因を並べてしまうと厄介そうに見えますが、注目すべきはこのうちの二つ。**「運動不足」と「栄養不足」をカバーすれば、サルコペニアは十分に予防ができる**とも言われているのです。また、そのほかの原因のなかにも、自分自身の心がけで改善できることが多いです。

「自分でなんとかできる」。それもサルコペニアの特徴なのです。

ただし、筋肉の減少がだいぶ進んでしまってからでは、それを取り戻すのは大変です。私の祖母のように高齢になってから筋肉量を戻すには、毎日1時間半の筋トレが必要になりますから、そうなる前に筋肉を減らさない対策をすることが大事。**自力で歩ける筋肉があるうちから、コツコツと筋肉維持に努めていきましょう。**

ちなみに、特に筋肉が減りやすいのは下肢《かし》です。二足歩行の生きものである人間は下半身に大きな筋肉があります。大きいのであればむしろ減りにくいのでは？　と思うかもしれませんが、歩かない生活を続けると、体は「脚にこんなに大きな筋肉はいらない」と判断してしまい、歩かない環境に適応した体になっていってしまうのです。

病気は薬で治せても、筋肉は薬で増やせない

「寝たきり」になる道のりには骨折や病気、認知症なども絡んできますが、「運動不足」が発端のひとつになり、「筋力の低下」が大きく影響していることは間違いありません。

筋肉が減れば、動くことがおっくうにもなり、ますます筋肉は減る。すると、さらに疲れやすくなり、さらに動くことがおっくうになる。

そういった負の連鎖が「寝たきり」につながってしまうのです。

病気になってしまうと、自分の力だけではどうにもならないこともあります。でも、**筋肉の減少を防ぐことは、自分でどうにかなります。運動を避けて「寝たきり」への道に進むか、運動をして一生歩ける道を目指すか……。**

どっちの道に進むかは、自分次第です。

また、病気を治せる薬はあっても、「筋肉の減少をおさえる薬」というのは今の世の中にはありません。だから医学の力に頼ることもできません。つまり頼れるのは「自分」だけ。**「寝たきり」を避けるためには、自分で体を動かすしかない**のです。

〔筋力の低下が「寝たきり」の引き金に〕

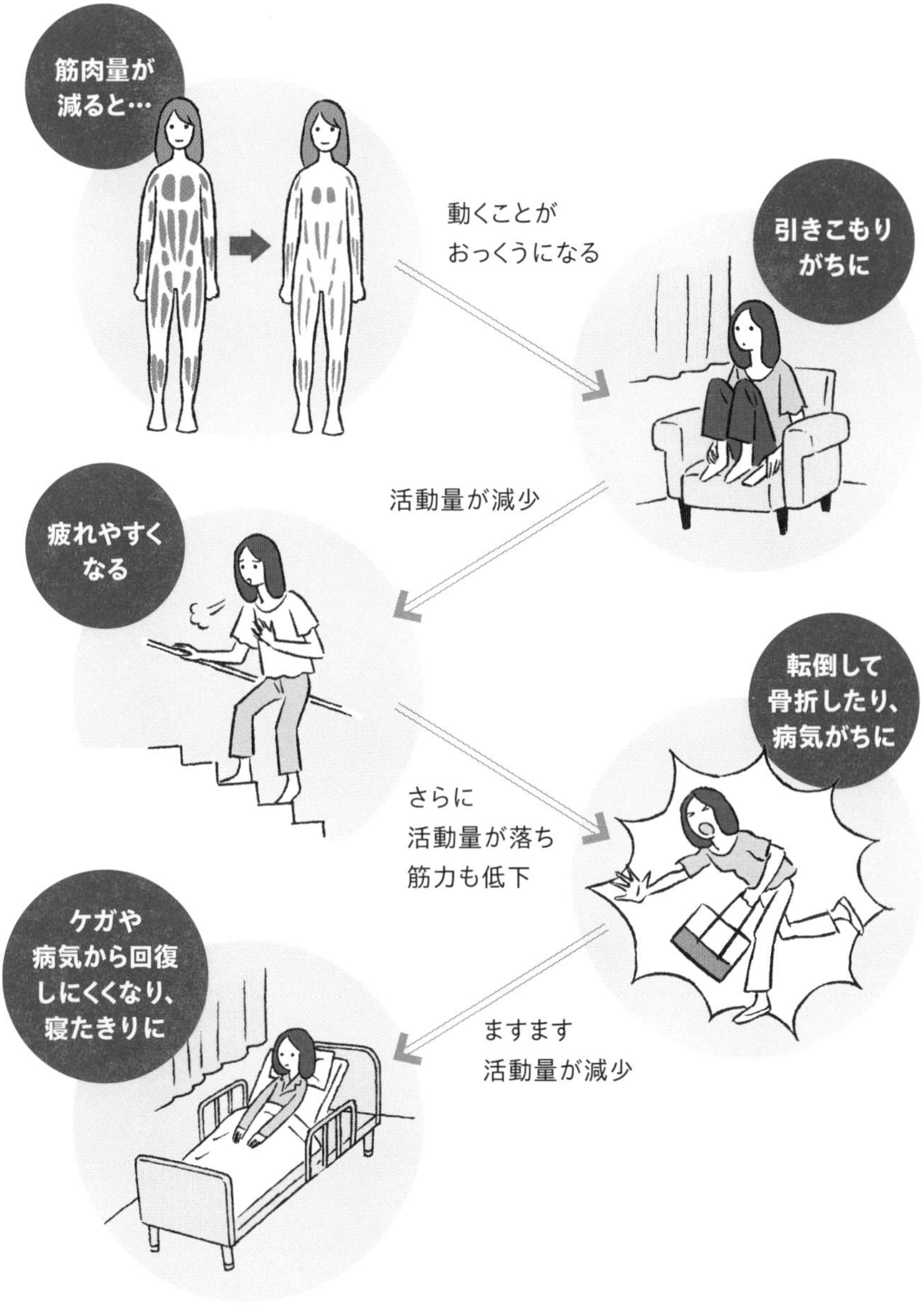
筋肉量が減ると…
動くことがおっくうになる
引きこもりがちに
活動量が減少
疲れやすくなる
さらに活動量が落ち筋力も低下
転倒して骨折したり、病気がちに
ますます活動量が減少
ケガや病気から回復しにくくなり、寝たきりに

「寝たきり」にならないためには、病気にならないことも大事

ここまでお伝えしてきたように、「寝たきり」にならないためには、筋肉量を維持していくことが重要ですが、それと同様に病気にならないことも大切です。

病気をして寝込んだり入院したりすると、その間、体を動かすことができません。結果的に筋肉量を大きく減らしてしまうことになるからです。

病気の種類にもよりますが、1～2週間、あるいはそれを超える長期の入院が必要な病を患って、足腰がピンピン元気という人はまずいません。

入院したり、治療で安静にしていなければならない生活は顕著に足腰を弱らせますから、万が一入院することになった場合は医師の許可のもと、入院中でも動かせる部分は動かすことをおすすめします。

治療や手術などで安静を余儀なくされたことをきっかけに、筋肉量が減り、骨密度も減り……。それまで元気に歩いていた人でさえ、自立生活ができなくなってしまう場合もあります。高齢者においては、特に珍しいことではありません。

また病気だけでなくケガにも注意が必要。特に骨折です。**じつは「寝たきり」になった高齢者の約20%は「骨折」が原因**なのです。

骨折をしてベッドから動けなくなると、わずか1日で1～5%の筋肉量が減少すると言われています。そして、骨折は治ったあともしばらく安静にしていなければなりません。動けない期間が非常に長いので、筋肉はどんどん減ってしまうのです。

骨折自体は治っても、その後自力で歩くことが困難になってしまう。そういった高齢者は非常に多くいます。**特に脚の太もも部分に位置する「大腿骨《だいたいこつ》」の骨折は、「寝たきり」になるリスクが高くなります**から、気をつけなければなりません。

筋肉を減らさないためには、その引き金となる「病気やケガをしない体をつくること」も大事ですから、その対策については次のページからお伝えしていきます。

病気にならないためには、有酸素運動が不可欠

「筋トレと有酸素運動、どっちが大事ですか?」

そういった質問を受けることがよくあります。答えは、「どちらも大事」です。

ここまで、筋トレの必要性をお伝えしてきましたが、「寝たきり」にならないためには有酸素運動も必要です。

その理由は前のページともかかわります。前のページでは、「寝たきり」にならないために「病気にならないこと」が大事だとお伝えしましたが、**「病気にならない体」をつくるためには、有酸素運動は不可欠**なのです。

有酸素運動には、呼吸器・循環器系や免疫系の機能を向上する効果があります。それらが向上すれば、風邪などもひきにくくなります。

また、軽いランニングやウォーキングは脳機能への影響も認められていて、継続する

と、うつや認知症の予防になることもわかっています。

これはよく知られていますが、代謝が上がって脂肪の燃焼にも効果的です。過度な中性脂肪は糖尿病、高血圧、脂質異常症をはじめとする生活習慣病の原因になりますから、肥満やその傾向がある人は、有酸素運動を取り入れて対策する必要があります。

こういった効果は筋トレでは得られません。だから、有酸素運動が必要なのです。だったら有酸素運動だけすればいいのでは？ と思った人もいるかもしれません。しかし、ランニングやウォーキングをするには、それができる体でなければなりません。つまり、自力でしっかり立てて、歩けて、走れる体が必要です。

足腰の筋肉が衰えていると、ウォーキングをしてもすぐ疲れてしまい継続できません。しっかり体を支える筋肉が下半身になければ、ひざや腰などを痛めてしまったり、最悪の場合、歩いたり走ったりしている最中に転倒して骨折してしまいかねません。

有酸素運動をするためにも、筋トレで筋肉量を維持することが必要なのです。

筋肉をつけること自体にも病気を予防する効果があります。たとえば、日本の国民病とも言われる糖尿病は血中に糖が余ってしまうことがそもそもの原因です。筋肉量が多ければ糖を使いきることができますから、後天性の糖尿病は防げるのです。

肥満、尿もれ、認知症……などを遠ざける対策も必要

前のページでお伝えしたように、病気やケガをきっかけに、「寝たきり」になってしまうケースは少なくありません。また、体の痛みや疲れ、尿もれなどの不調があると、体を動かすことがおっくうになり、それが「寝たきり」にもつながっていきます。

年齢を重ねると、こういった病気やケガ、不調を引き起こすリスクも高まってきます。

「寝たきり」にならないためには、「寝たきり」につながる疾患、症状にも目を向けて、予防をしていくことが大事。

あらゆる方向から、「寝たきり」にならない状況をつくっていくことが必要です。

次のページからは、「寝たきり」にならないために注目すべき8つの疾患と症状を紹介していきます。このうちのどれかではなく、すべてに目を向けることが大切です。

そして、こういった疾患、症状の対策も取り上げて、多方向から「寝たきり」にならない方法をご紹介していきます。

骨粗しょう症の予防

カルシウム不足対策↓P142
階段の上り方①②↓P88、90

骨折が、「寝たきり」に大きく影響することはP47でもお伝えしました。

骨折の要因として多いのが転倒。**転倒を防ぐためには運動をして筋力や体力を維持していくことが重要になりますが、それに加えて必要なのが「骨粗しょう症」対策**です。

骨粗しょう症とは、骨密度が低下して、骨がスカスカになってしまった状態のこと。骨がもろくなり、骨折しやすくなってしまいます。高齢者が軽い転倒でも骨折してしまうのは、骨粗しょう症になっている人が多いからです。

その主な原因はカルシウム不足。カルシウムを失わないためにはどういった食事や対策が効果的なのかはP142〜で詳しく紹介します。

また、骨を強くするためには、運動で骨に刺激を与えることも必要です。

骨に刺激が加わると、ミクロン単位の微細なヒビが入ります。そのヒビが修復される過程で、カルシウムを吸収し強くなる仕組みがあるのです。着地時に軽い衝撃があるランニングや、階段の上り下り（P88、90）がおすすめです。骨粗しょう症予防のためにも取り入れていきましょう。

肥満の予防

運動不足の改善↓第2章
食事の見直し↓第4章

「肥満」が、糖尿病や高血圧、脂質異常症、心血管疾患をはじめとした生活習慣病の原因になることはよく知られています。こういった病気にかかり入院や手術などが必要になれば、動く機会が制限されて筋力がどんどん低下。「寝たきり」リスクは、急激に上がってしまうのです。だから、**元凶となる肥満は改善するに越したことはありません。**

肥満の原因としてまず挙げられるのは、運動不足による筋肉の減少です。

筋肉が約2kg減ると、1日あたり約100kcalの基礎代謝量が低下します。筋肉が減れば減るほど基礎代謝量は落ちて「太りやすい体」になってしまうのです。

肥満の予防には筋肉量を増やすことが先決。筋肉量が増えればウォーキングなどの有酸素運動をしたときにも、脂肪が燃えやすくなりますから肥満改善に効率的です。

また、食事面の対策も必要です。そう聞くと、「炭水化物をやめたほうがいい」「肉を食べないほうがいい」と言う人がいますがそうではありません。必要なのはバランスのいい食事。第4章では肥満の改善にもなる、「寝たきり」にならない食事法を紹介します。

糖尿病の予防

食事の見直し↓第4章　運動不足の改善↓第2章
血糖値の急上昇をおさえるコツ↓P152～

生活習慣病の代表でもある「糖尿病」。人間は食事をすると血糖値が上がりますが、ふつうは2～3時間で自然に下がります。しかし、下がらずに血中に余ってしまう「高血糖」が長く続くと、やがて糖尿病になってしまいます。

糖尿病が恐ろしいのは、進行すると動脈硬化が進み、脳卒中や心疾患など「寝たきり」はもとより、突然死のリスクも高い疾患を引き起こしやすくなることです。

糖尿病の原因というと、「糖質のとりすぎ」や「過食」にばかり目がいきがちですが、**「運動不足」も非常に大きな問題**です。

詳しくは第4章で解説をしますが、**しっかりと筋肉がある体であれば、食べても糖が血中に余ることはありません。**また「糖質」は悪者にされがちですが、筋肉をつくるために欠かせない栄養素です。もちろんとりすぎはよくありませんが、「寝たきり」にならないためには適量をしっかりとることが大事です。

糖尿病は進行すると恐ろしい病ですが、「運動」と「食事」で防げる病気です。

P152～で紹介する、食後の高血糖をおさえる方法も参考にしてください。

変形性ひざ関節症の予防

ソファの座り方②↓P76

「ひざの痛み」は、中高年に多い悩みのひとつです。

「ひざが痛くて階段の上り下りができない」「歩くだけでも、ひざが痛い」となれば、運動どころか、外出さえもおっくうになってしまいます。

しかし、**痛いからといってひざを休ませてばかりいると、その状況はますます悪化**してしまいます。それに比例するように活動量が減り、筋肉が減り……。痛みがひどくなれば歩けなくなって、「寝たきり」になるリスクもどんどん高まってしまうのです。

こういったひざの痛みのほとんどは「変形性ひざ関節症」によるものです。


太ももの骨と脛《すね》の骨をつないでいるのがひざ関節ですが、それぞれの骨の先にはクッションの役割をする軟骨があります。そして、関節全体は関節包《かんせつほう》という袋状の被膜《ひまく》に包まれていて、その内側には滑膜《かつまく》、さらにその中は関節の滑りをよくする関節液《かんせつえき》で満たされています。長年にわたってひざに負担をかけ続けていると、骨の先にある軟骨がすり減ってしまい、その軟骨のかけらが滑膜を刺激して炎症を起こします。

軟骨がすり減ると、変形性ひざ関節症に

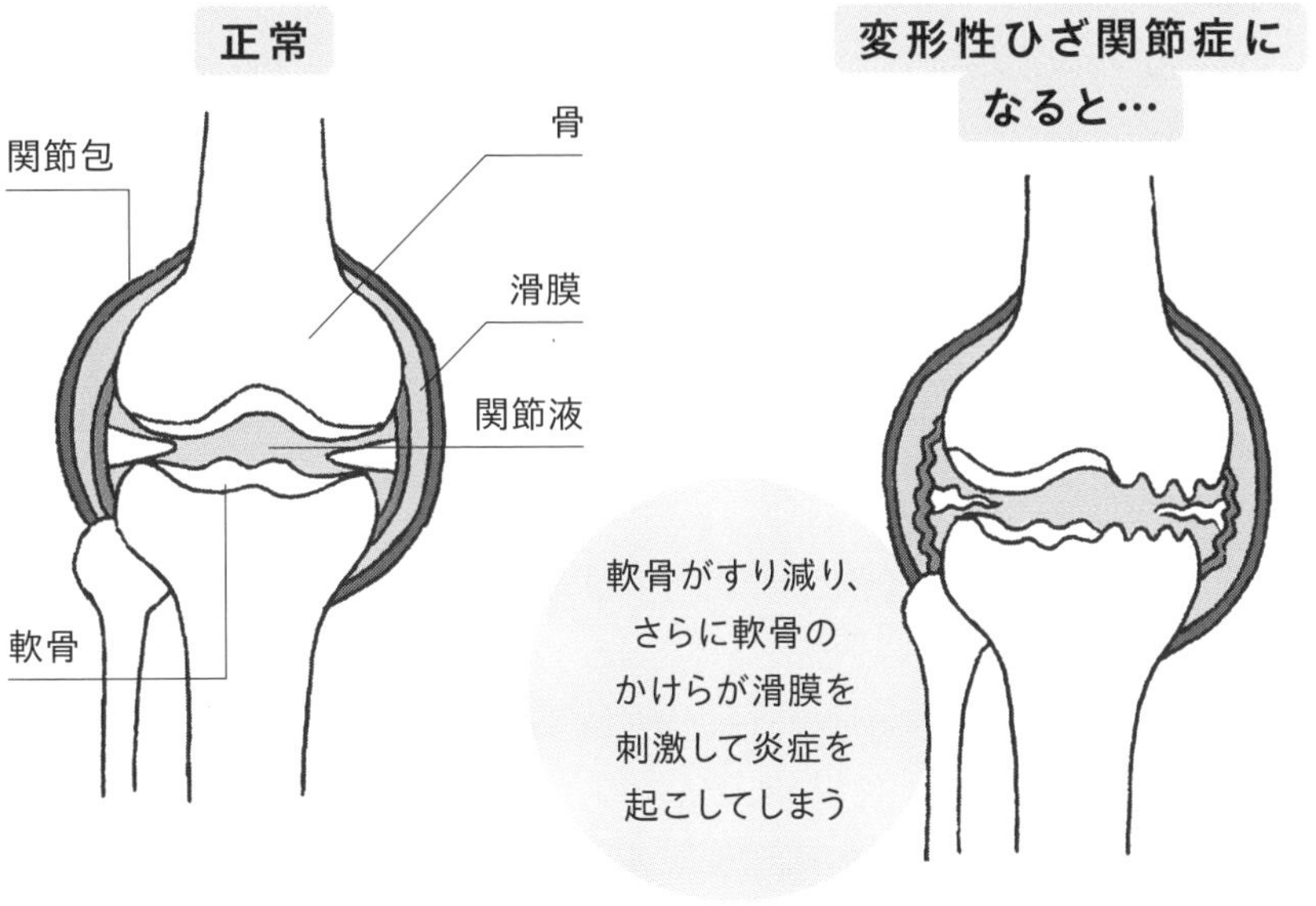
正常
関節包
骨
滑膜
関節液
軟骨
変形性ひざ関節症になると…
軟骨がすり減り、さらに軟骨のかけらが滑膜を刺激して炎症を起こしてしまう

これが、変形性ひざ関節症です。

関節包の内側は「関節液」で満たされているとお伝えしましたが、ひざの健康を保つためには、この関節液がひとつのカギになります。

ひざの軟骨はスポンジのような組織で、ひざを曲げ伸ばしすることで関節液が軟骨に浸透し、水分や酸素、栄養分を吸収する特徴があります。それにより新陳代謝して健康な状態を保っているのですが、**動かさなければ関節液が吸収されないため、新陳代謝できずにひざは弱ってしまうのです。**

P76でやり方をご紹介しますが、こまめにひざを曲げ伸ばしすることこそが、変形性ひざ関節症予防の得策です。

尿もれの予防

イスの座り方②↓P70

「骨盤底筋《こつばんていきん》」という言葉を聞いたことがありますか？

骨盤底筋とは、その名のとおり骨盤の底にあって、膀胱《ぼうこう》や直腸、女性なら子宮もハンモックのように下から支えている筋肉のことです。

この筋肉が衰えると、尿もれや頻尿、便もれなどが起こってしまうのです。

こういった排泄にかかわる不安があると、旅行や外出も気乗りしなくなってしまいます。こういった不安を機に家に引きこもりがちになり、体を動かす機会を減らしてしまう。そういった人は少なくありません。

どうして骨盤底筋は衰えてしまうのでしょうか。それは、やはり動かしていないからです。骨盤底筋も筋肉ですから、動かさなければ、どんどん衰えてしまうのです。また、女性の場合は妊娠・出産によって、ゆるんでしまうことも大きな原因です。

では皆さん、骨盤底筋を動かしてみてください。動かせますか？

そう突然言われても、「どうしていいかわからない」「そもそも、どこが骨盤底筋？」

尿もれ対策のカギは、骨盤底筋

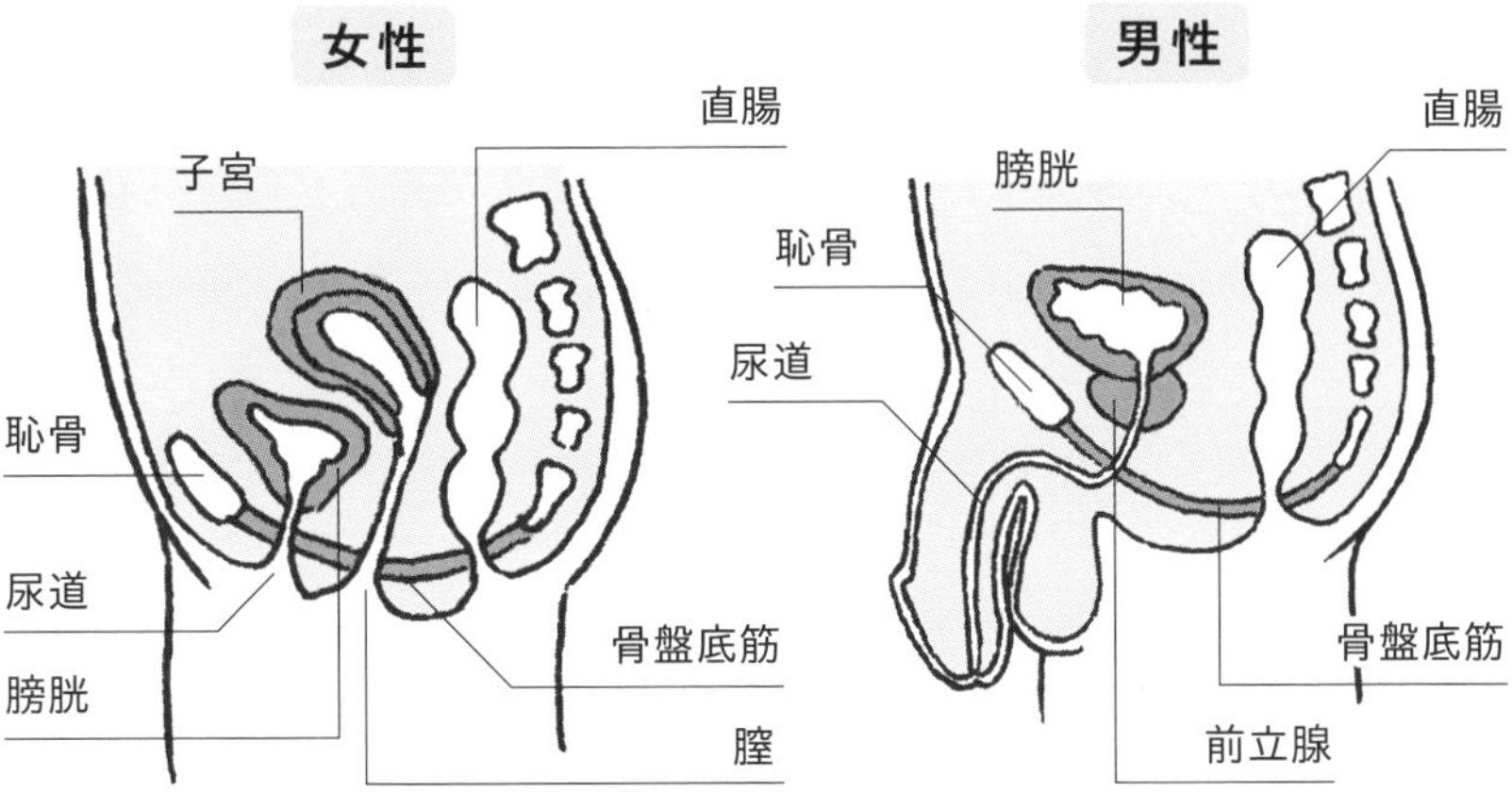
女性
直腸
子宮
恥骨
尿道
膀胱
骨盤底筋
膣
男性
直腸
膀胱
恥骨
尿道
骨盤底筋
前立腺

などと戸惑ってしまいますよね。

骨盤底筋は少し特殊な筋肉です。たとえば腕の力こぶや腹筋などは、外側から触ったり、動く様子を確認したりすることができますよね。

それに対して骨盤底筋は体の内側の深いところにあるため、動きを目で見たり、直接触ったりして確認することができません。

場所さえよくわからないゆえ、動かす機会を失いやすいのです。

P70では骨盤底筋を動かすためのコツも紹介しています。「年をとれば、尿もれは仕方ない」などとあきらめている人もいますが、尿もれは改善できることです。座り姿勢にワンアクション加えるだけで、予防や改善ができるので、ぜひ実践してください。

体力低下の予防

階段の上り方①②→P88、90
歩き方②→P96

「寝たきり」にならないためには体力の維持と向上が重要ですが、それに深くかかわってくるのが心肺機能の向上です。

P48で有酸素運動の必要性をお伝えしましたが、どんな有酸素運動でもいいかというとそうではありません。目的によって、適した有酸素運動は変わります。

心肺機能の向上の効果を得るためには「息が弾むくらい」の負荷が必要で、それに適した有酸素運動はランニングや階段の上り下りです。

とはいえ、いきなりランニングはハードルが高いかもしれません。運動に慣れていない人は、まずはエレベーターを使わず階段を使う、階段の上り下りが必要な歩道橋を使うなどして、**「生活の中に階段の上り下りを増やす」**ことから始めるといいでしょう。

そして、ふだんの階段の上り下り、ふだんのウォーキングにワンアクション加えると、より体力の維持・向上効果が期待できるので、P88、90、96も実践してください。

有酸素運動のメリットや、効果的に取り入れるコツなどは第5章でも紹介します。

認知症の予防

脳の衰えを防ぐ運動↓第5章

年を重ねていくなかで、「寝たきり」と同じくらい不安になるのが「認知症」ではないでしょうか。ご存じのとおり、認知症とは記憶力や判断力が低下して正常な日常生活がうまく行えなくなっていく脳の疾患のことです。

そうなれば、外出も止められてしまい、自由な活動が制限されてしまいます。また、脳機能の衰えにともなって歩行障害が起きたり、食事がうまく飲み込めなくなったりすることもあるので、**認知症を発端に、「寝たきり」になるケースは非常に多い**と言えます。

本書では認知症予防策も紹介しますが、そう聞くと「脳トレ」を思い浮かべる人が多いのではないでしょうか。じつは脳トレは、脳の活性化はできても「認知症の予防にはならない」という見解が、近年主流になってきています。

では、何が得策なのでしょうか。**それは、「運動」**です。

特にウォーキングなどの有酸素運動やバランスボールに乗るなど、バランスをとる運動が脳の衰えの予防や機能向上に効果的であることがわかっています。詳細は第5章で解説します。

誤嚥の予防

口のトレーニング↓P168

「誤嚥《ごえん》」とは、飲み込んだ食べ物や飲み物が、食道ではなく気道（気管）に入ることです。健康な人であれば、反射的にむせたり咳をしたりして気道に入ったものをすぐ吐き出すことができますが、飲み込むときに使う「口の筋力」が衰えていると、うまく吐き出すことができなくなってしまうのです。

場合によっては、食べ物を詰まらせてしまったり、誤嚥した食べ物などに付着する細菌が気管や肺に入り誤嚥性肺炎などを招いてしまったりすることもあります。

また口の筋力が低下すると、唾液が減少して感染症にかかりやすくなったり、食欲が低下したりもしてしまいます。

誤嚥が心配、うまく食べられない、食欲がない、おいしく食べられない……。こうなってくると、旅行も外出も気が引けてしまいます。**「口の筋力」の衰えもまた、行動力を奪い、活動量を奪い、「寝たきり」に向かわせてしまう要因のひとつ**になるのです。**口の筋力の衰えはトレーニングで予防や改善できます。**また、口のトレーニングは脳の活性化にも効果があります。Ｐ１６８ではその点も含め解説します。

第2章

いつもの動作にひと工夫で変わる！

「寝たきり」にならない体の使い方

世の中が進化しても、人間の体は進化していない

第1章でお伝えしたように、体を動かさなくなった原因のひとつは、世の中が便利になったこと。人生を豊かにするためにつくられたものが健康寿命を縮める要因になっているとは、なんとも皮肉ですよね。

とはいえ、私も便利なツールはよく使います。

車も電車も乗りますし、通販もよく利用しています。近頃はオンライン会議も増えましたから、意図せずとも日常生活の中から動く時間は減ってしまっているように思います。ただ、その代わり、自分のための運動の時間を1日の中に設けて、活動量が不足しないように帳尻を合わせているのです。

「便利なものが運動不足の原因」とはいえ、それらを使わないわけにはいかないという人も多いですよね。でもたとえば、「通販は利用するけど、外出先ではエレベーターを

使わない」というように、**意識して、体を動かす時間を別途つくったり増やしたりすることも必要でしょう。失われた活動量をおぎなっていかなければ、今の世の中で一生、「寝たきりにならない」をかなえるのは難しい**と言えます。

いくら世の中が進化しても、人間の体は「運動しなくても健康でいられる」ようには進化していません。人間が健康を維持するために運動が必要なのは今も昔も、それこそ大昔から変わらないのです。

ところで、健康によい運動の代名詞のように言われている「ラジオ体操」。じつはこれ、約80年も前に考えられたものです。

ときどき「運動はラジオ体操をやっているから十分です」と言う人がいますが、現代人にとってラジオ体操は1日の活動量の不足をおぎなえる運動ではありません。活動量レベルからすると、5分程度歩いたようなものです。

移動するにも家事をするにも何かと体を動かし、生活の中で十分な運動があった時代の人たちにとっては、ラジオ体操はちょうどいい運動だったかもしれません。しかし現代の私たちはラジオ体操をしたくらいでは、必要な活動量をまかなえないのです。私たちは、今の時代や暮らしに合った活動量を加えていかなければなりません。

いつもの動作も、ひと工夫で「寝たきり」にならない体の使い方になる

私が皆さんに推奨したい運動時間の目安は「週に150分」です。この数値はWHO（世界保健機関）が推奨する健康維持増進のために必要な時間です。

週の中で分散して考えると、わかりやすいのは「1日30分を週5回」。1日あたりの時間を増やして日数をおさえてもいいし、1回の時間を短くしてこまめに行ってもかまいません。だいたい約20〜60分の運動を週3〜5日やっていく、というイメージです。

そこにプラスして行ってほしいのが、この章で紹介する「寝たきり」にならない体の使い方です。これはふだんの座る、立つ、歩く……などの動作に、体を鍛えたり、ケアしたりできる「ワンアクション」を加えたもの。どれも日常生活の中でできるものばかりです。

イスに座って本を読みながら、ソファに座ってテレビを見ながら、靴下をはきながら、歯磨きをしながら……。

わざわざトレーニング時間をつくるのではなく、日常生活のいつもの動作をするなかで、ついでにできることです。回数や時間なども、自分のペースや都合に合わせて行ってください。また、どれも大変な動きではありませんから、運動習慣がない人でも取り入れやすくなっています。

前のページでもお伝えしたように、便利なものに囲まれた現代人の生活の中には「運動」がほぼありません。昔ならば雑巾で床や窓を拭いたり、自分の脚や自転車で買い物にいったり、田畑や庭の仕事を行ったり。生活の中で自然と体を動かすことができましたが、それらが減った現代人は、生活の中に運動を加えていかなければ、先述した「週に150分」でも足りないのです。**現代は、それくらいに深刻な「運動不足」の時代**だということなのです。

運動不足の人からすると、やることが多いように思えてしまうかもしれませんが、まずはできることから始めていきましょう。特にこの章で紹介する動作の多くは今日からできる簡単なことです。今、この本を読んでいただきながらできることもあります。ぜひ、気軽な気持ちで始めてみてください。そして、少しずつでもいいので「週に150分」を目指して、ウォーキングなどの運動も取り入れていきましょう。

寝たきりにならないための

イスの座り方

猫背姿勢で座り続けると、背中の筋肉がどんどん弱る

自宅で食事をするときはもちろん、本や新聞を読むとき、字を書くとき。自宅以外でも電車やバスの中、映画や舞台を見ているとき……人は多くの時間をイスに座って過ごします。

ここでは、イスに座ったときにできる「寝たきり」にならない動作を紹介しますが、まず「寝たきり」に向かうような座り方をしていないかをチェックしてみましょう。それは、いわゆる「猫背姿勢」です。

背中の筋肉が衰えていると猫背になりがち。座っているときはラクかもしれませんが、

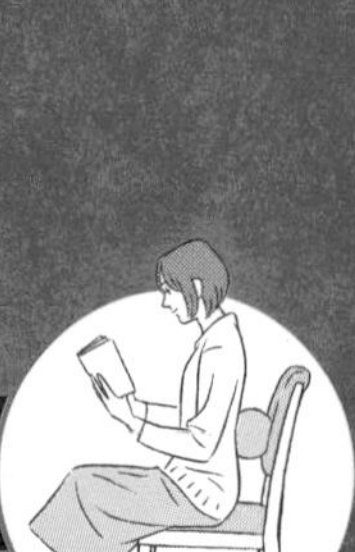

背中を鍛える ▶P68

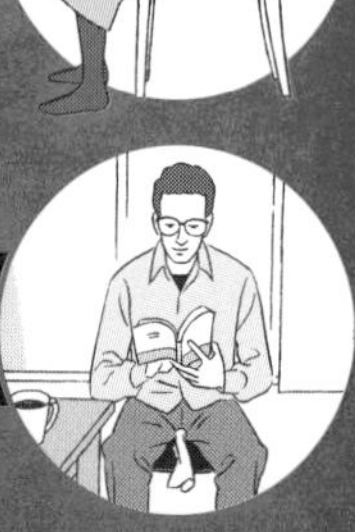

尿もれ予防・改善に効く▶P70

腰に負担をかけ腰痛を引き起こしたり、うつむき姿勢が胸を圧迫し、呼吸を浅くしたり血流を悪くしたりしてしまいます。そして、背中の筋肉もますます弱ってしまうのです。

Ｐ68で紹介するのは、猫背姿勢を本来の正しい姿勢に戻すための座り方です。まずは体をどんどん衰えさせてしまう猫背姿勢から脱却しましょう。

Ｐ70は座り時間を利用してできる尿もれ予防の動作です。ただ座っていることに健康的なメリットはありませんから、骨盤底筋を鍛えて有意義な時間にしましょう。

背中の筋肉が弱いと猫背姿勢になりがち

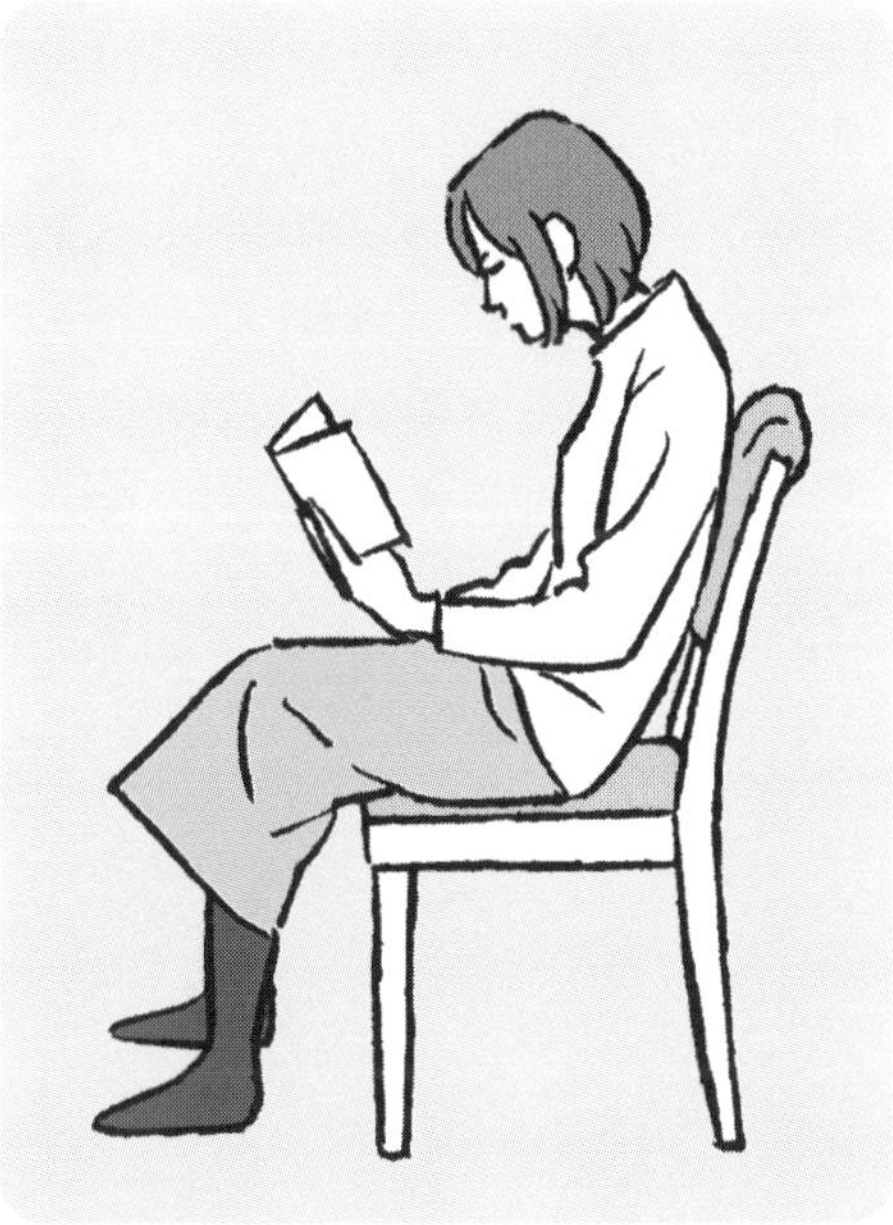

イスの座り方①

こんなときに…

イスに座って読書をしたりスマホを見るとき、
映画や舞台を見るとき、車やバスに乗るとき …etc.

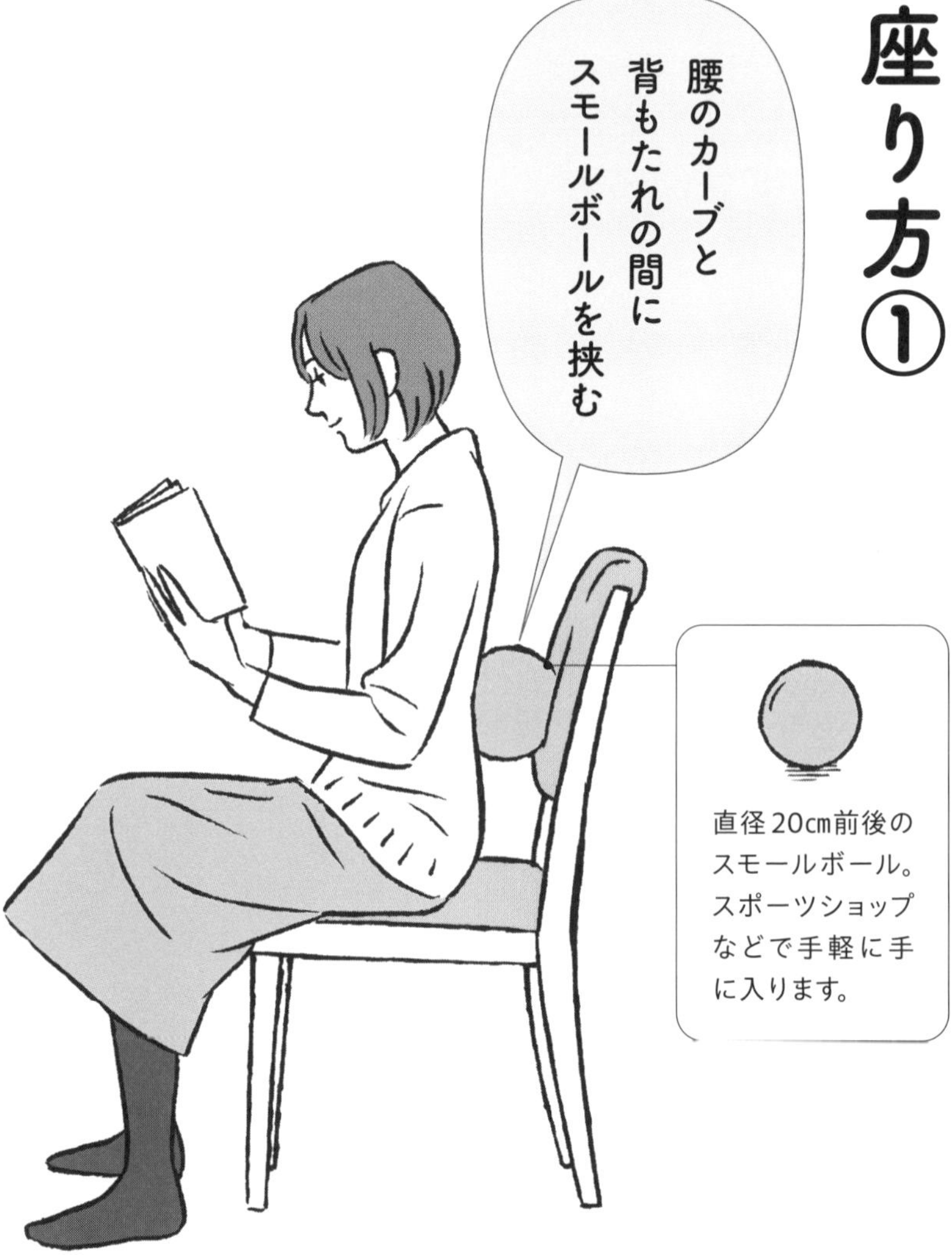
腰のカーブと背もたれの間にスモールボールを挟む
直径20㎝前後のスモールボール。スポーツショップなどで手軽に手に入ります。

イスに座るときに、腰のカーブの部分にスモールボールを挟み、
そのボールで腰を支えて姿勢を維持する。

ボールで支えて、姿勢を維持する

座ったときに限りませんが、猫背になってしまうのは背中の筋肉が衰えているからです。その姿勢で座り続ければ衰えを進行させてしまうばかりですが、背中にスモールボールなどを挟んで座ると猫背にならず、本来の正しい姿勢に近づけることができます。この姿勢をキープして座り続ければ、衰えた背中の筋肉や腰まわりの筋肉も自然と鍛えることができます。

スモールボールの代わりに、タオルやペットボトルでもOK

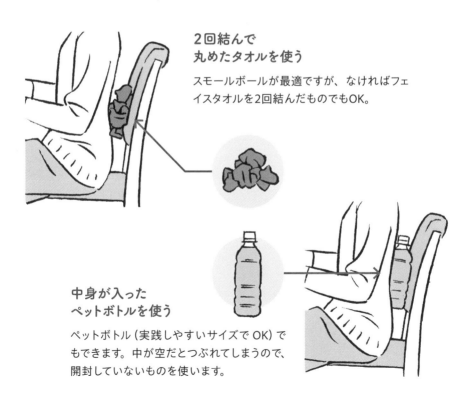

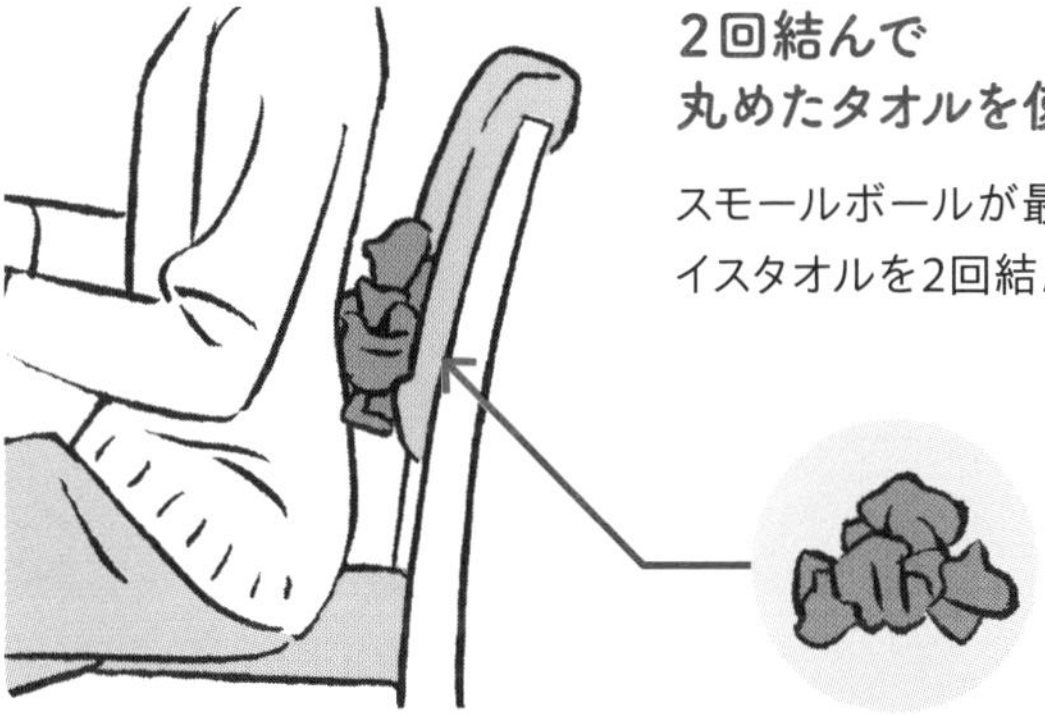

2回結んで丸めたタオルを使う

スモールボールが最適ですが、なければフェイスタオルを2回結んだものでもOK。

中身が入ったペットボトルを使う

ペットボトル（実践しやすいサイズでOK）でもできます。中が空だとつぶれてしまうので、開封していないものを使います。

イスの座り方②

こんなときに…

イスに座って読書をしたりスマホを見るとき、
映画や舞台を見るとき、車やバスに乗るとき …etc.

筋肉は物に触れるなどの刺激が入ると、その刺激が脳に伝わり動かしやすくなります。骨盤底筋は直接触れられないので、タオルを使って最初に刺激を入れると動かしやすくなります。

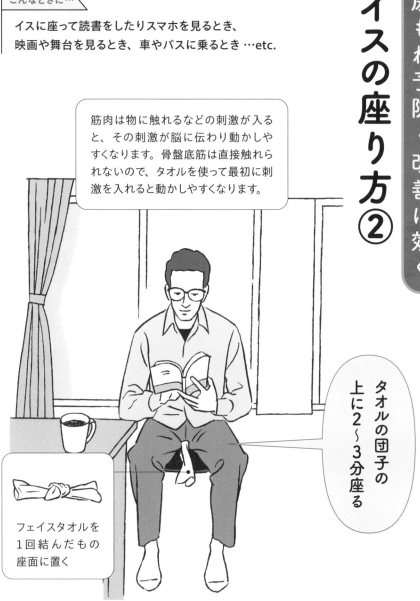

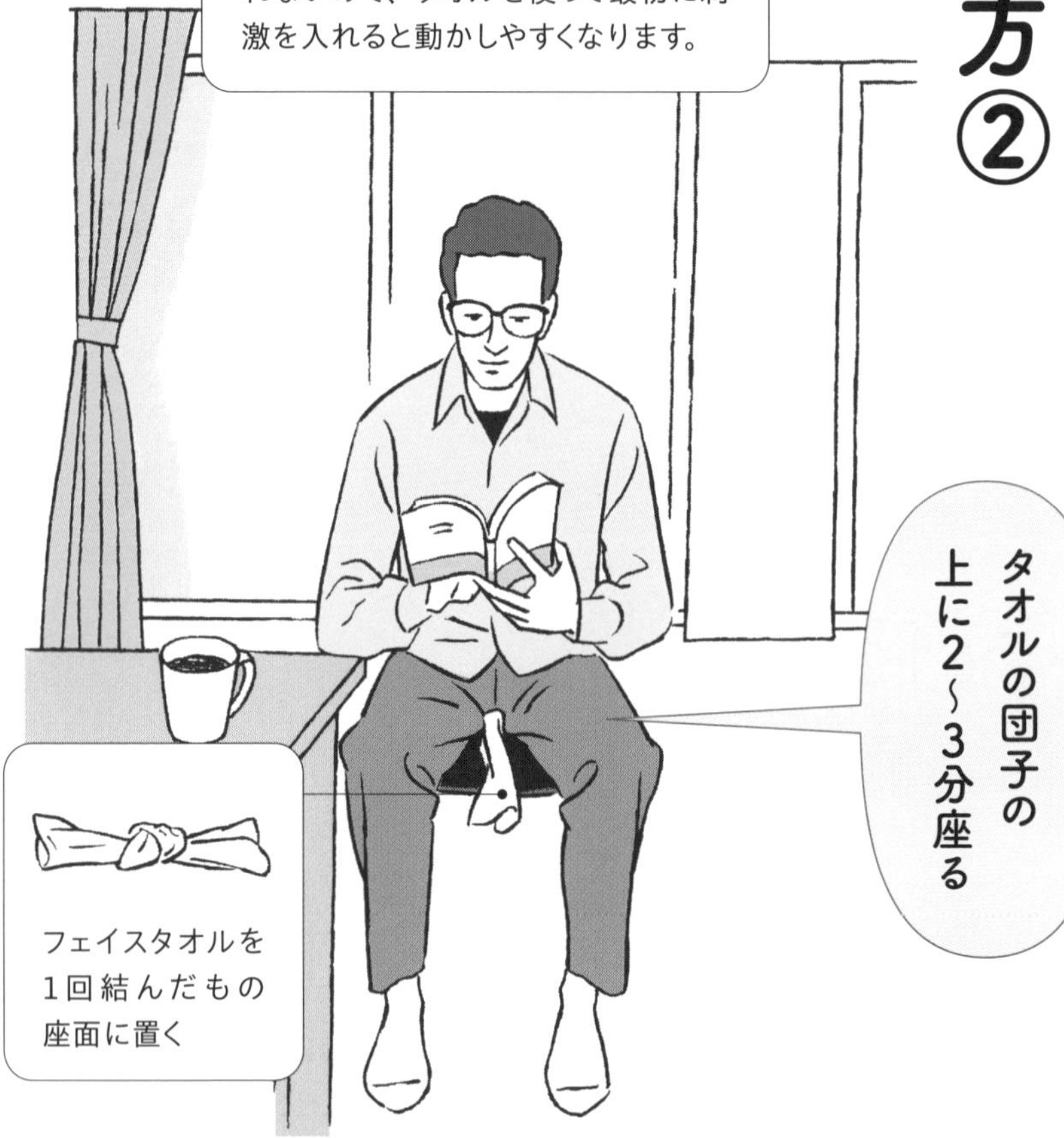
タオルの団子の上に2～3分座る
フェイスタオルを1回結んだもの座面に置く

①1回結んでお団子をつくったタオルをイスの上に置く。
団子部分が肛門のあたりに当たるようにして1～2分座る。
痛みを感じる場合は時間を短くするか中止する。

肛門の動きで骨盤底筋を鍛える

衰えると尿もれや便もれの原因にもなる「骨盤底筋」は座りながらでも鍛えることができます。

P56でもお伝えしたとおり、骨盤底筋は動いているのがわかりにくい筋肉ですが、尿道と肛門をキュッと締める↓ゆるめる動きを繰り返すことで鍛えられます。

骨盤の下にハンモックのようにある（P57イラスト参照）ことを想像しながら行いましょう。

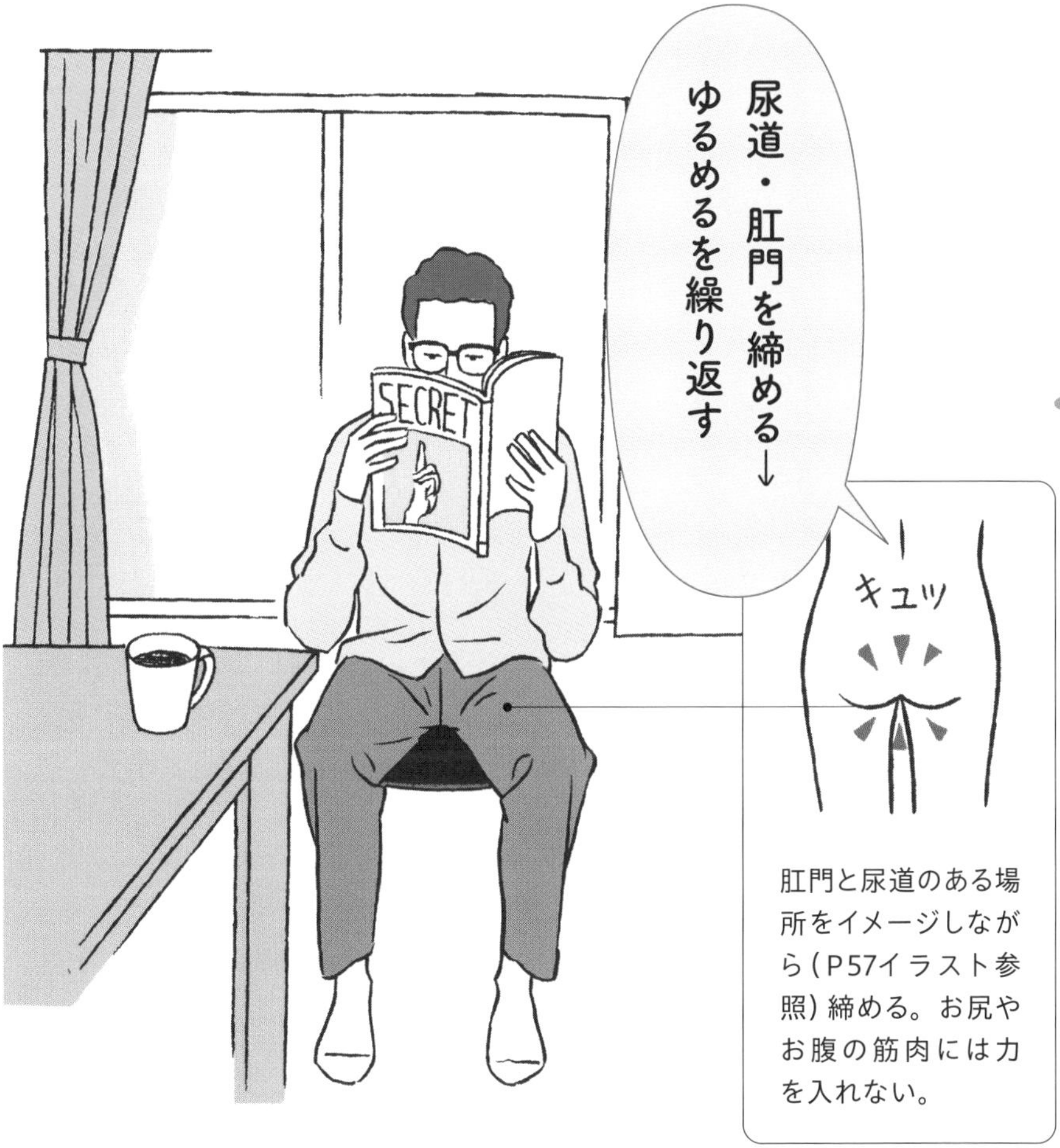

SECRET
尿道・肛門を締める↓ゆるめるを繰り返す
キュッ

肛門と尿道のある場所をイメージしながら（P57イラスト参照）締める。お尻やお腹の筋肉には力を入れない。

②タオルを外し、座り姿勢のまま尿道と肛門をキュッと締める→ゆるめるをリズミカルに繰り返す。

寝たきりにならないための

ソファの座り方

ストレッチやひざの運動は テレビを見ながらでもできる

自宅でテレビや映画を見るときなど、リラックスする時間にはイスではなくソファに座ることも多いですよね。

長時間ソファに座って過ごすことは、姿勢の悪化につながりますし、足腰の筋肉を衰えさせて「寝たきり」につながってしまいますから、できるだけ回避したいのですが、ワンアクションを加えることで「寝たきりを予防する座り方」に逆転できます。

ここでは「寝たきり」にならないためのソファの座り方を二つご紹介します。

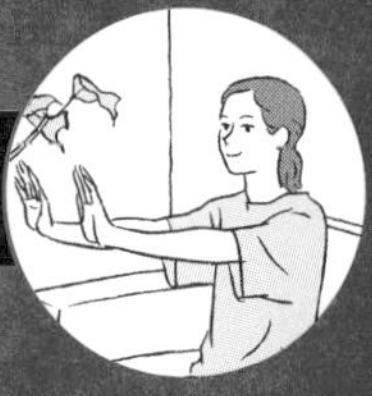

老化姿勢を
予防する ▶ P74

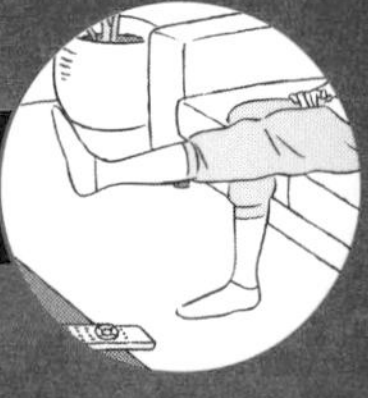

変形性ひざ関節症を
予防する ▶ P76

Ｐ74は太ももの裏側にある筋肉「ハムストリングス」とふくらはぎ部分にあたる「下《か》腿三頭筋《たいさんとうきん》」を伸ばす動作を加えたソファの座り方です。

これらの筋肉は姿勢を保持するために働く筋肉で、「姿勢維持筋」または「抗重力筋」とも言いますが、非常に硬くなりやすい筋肉です。

硬いまま放置すると姿勢が悪くなったり、肩こりや腰痛などの不調も引き起こすので、こまめにストレッチをすることが必要ですが、ソファに座りながらでもできます。ソファに座っているだけの時間を、ストレッチの時間にぜひ変えましょう。

Ｐ76はソファに座りながら、**「ひざの曲げ伸ばしを繰り返すだけ」というとても単純な動きですが、ひざ痛の原因「変形性ひざ関節症」の予防に効果てきめん**です。

ひざを動かすことなく長時間ソファに座り続けることは、ひざを弱らせてしまいますが、「ときどき、曲げ伸ばす」。たったそれだけで、ひざを健康にする座り方になるのですから、やらない手はありません。

どちらもテレビを見ながらでもできます。脚を動かしながらも視線はテレビのほうでＯＫです。

ソファの座り方①

こんなときに…

ソファでテレビを見ているとき、
本や雑誌を読んでいる合間に …etc.

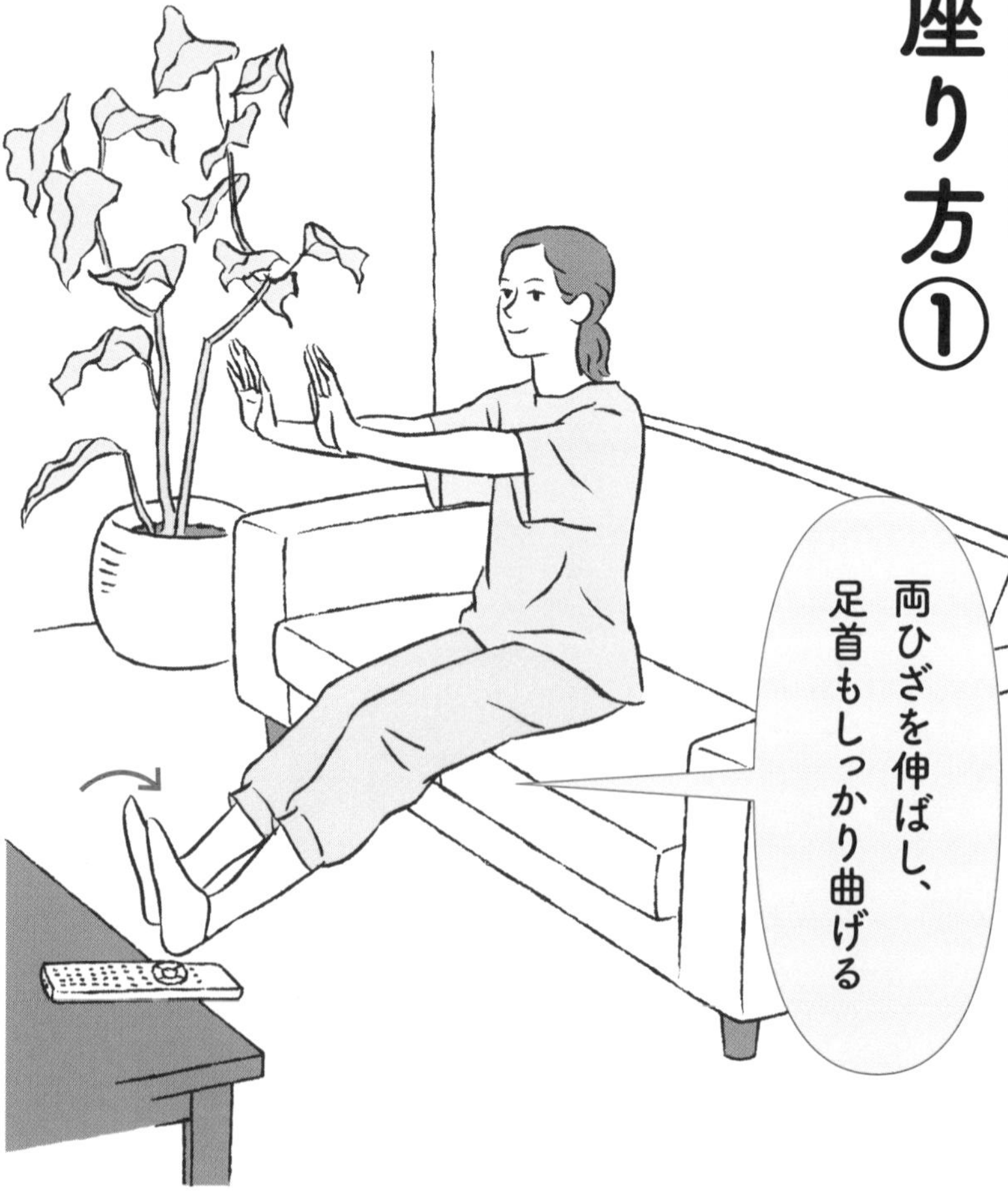

①ソファの中央に座り、両脚を前に出し両ひざを伸ばす。
両足首はしっかり曲げて、つま先を天井に向ける。
ふくらはぎと太もも裏が伸びることを意識。両手を前に出し手首を曲げる。

硬くなった脚裏をストレッチ

ソファに座りながらでも、脚を伸ばして体を前傾すれば太ももの裏側と、ふくらはぎをストレッチできます。これらの筋肉は重力に抗って姿勢を支える働きをしているため、緊張状態が続き非常に硬くなりやすいのです。硬くなっていると骨盤が後ろに倒れて脚はガニ股になり、ひざも曲がりやすくなります。こまめにストレッチをして緊張をほぐすことが大事です。

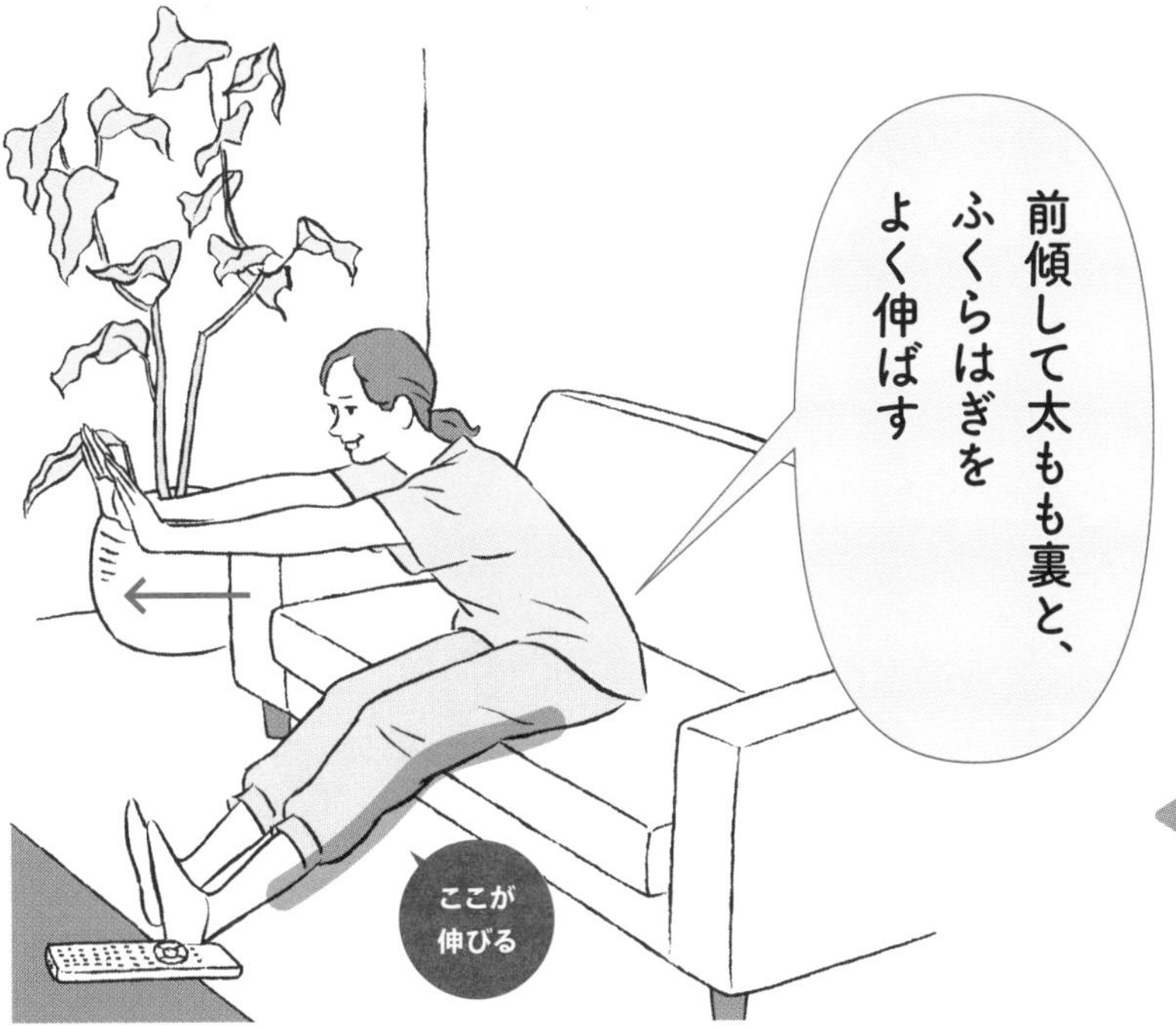

前傾して太もも裏と、ふくらはぎをよく伸ばす
ここが伸びる

②両手で何かを押すようなイメージで上半身を前傾させてキープ。
さらに太もも裏からふくらはぎが伸びていることを感じる。

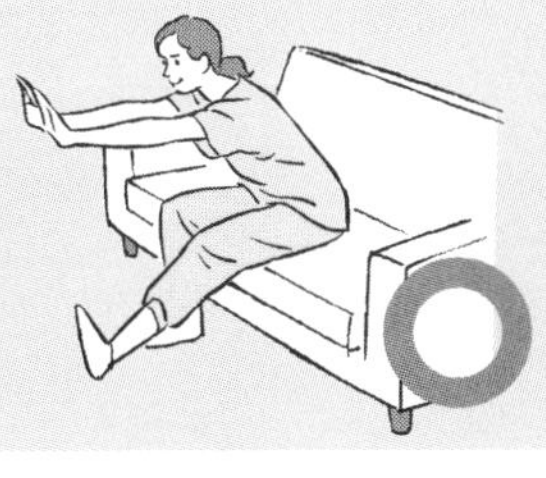

両脚がきつければ片脚ずつでOK

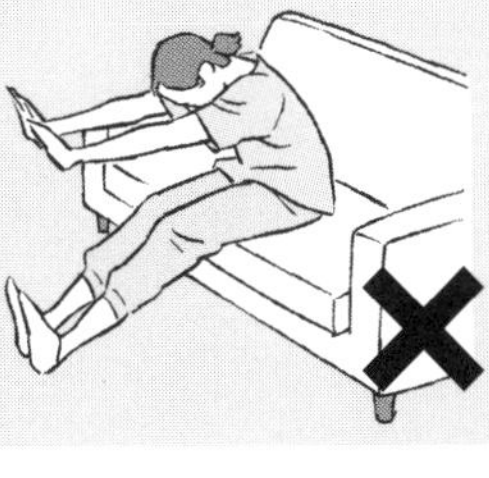

背中が丸くなってしまうとうまく伸ばせない

変形性ひざ関節症を予防する

ソファの座り方②

こんなときに…

ソファでテレビを見ているとき、
本や雑誌を読んでいる合間に …etc.

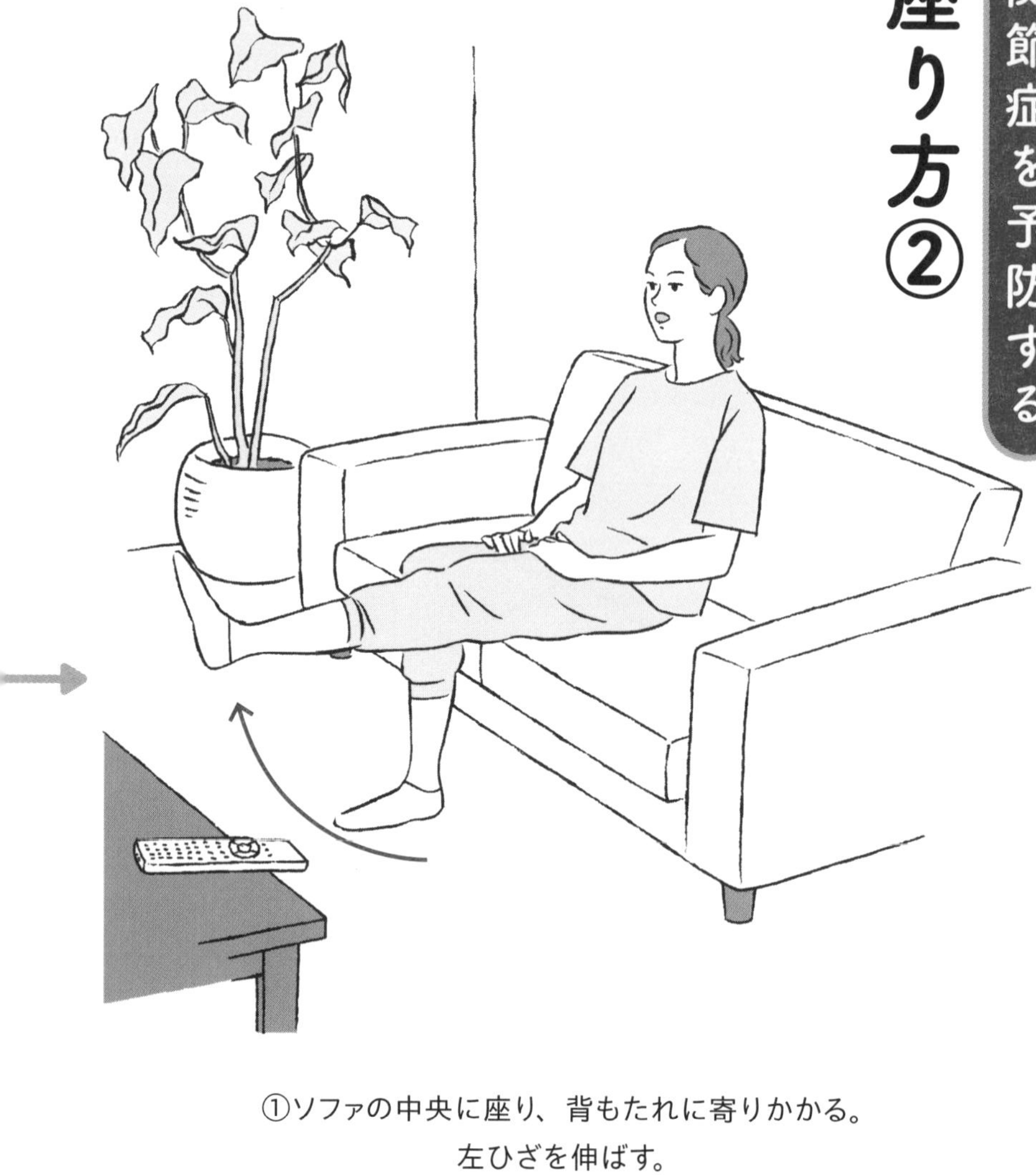

①ソファの中央に座り、背もたれに寄りかかる。
左ひざを伸ばす。

できるだけこまめにひざを曲げ伸ばす

ひざ痛の原因「変形性ひざ関節症」は関節を動かすことが何よりの予防策。ひざの曲げ伸ばしを繰り返すことは、骨と骨の間にある軟骨の新陳代謝の助けとなり、変形性ひざ関節症の予防になります（P54参照）。

30分座ったらちょこっと動かす。そんな習慣が身につくと、予防や症状の軽減に効果的です。痛みのある方は医師に相談の上で行ってください。

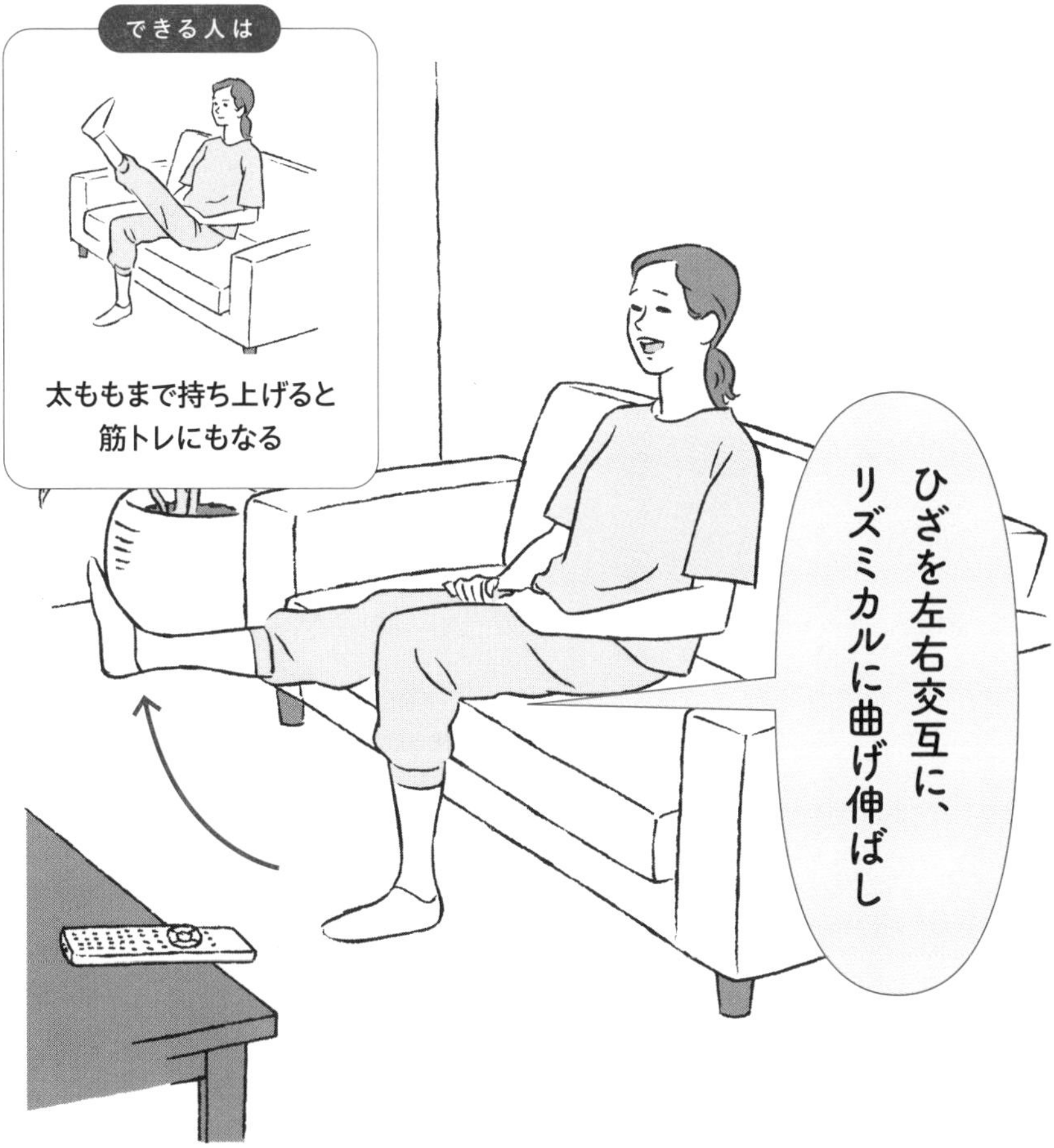
できる人は
太ももまで持ち上げると
筋トレにもなる
ひざを左右交互に、
リズミカルに曲げ伸ばし

②左脚と入れ替えるようにして、今度は右ひざを伸ばす。
①②を交互にリズミカルに行う。

寝たきりにならないための

デスクワークの仕方

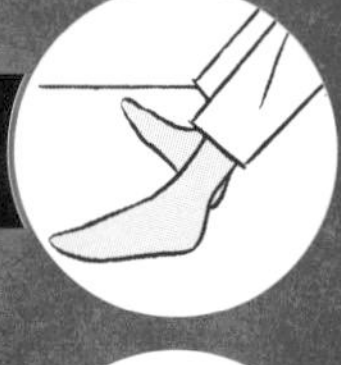

血流改善とつまずき予防に効く▶P80

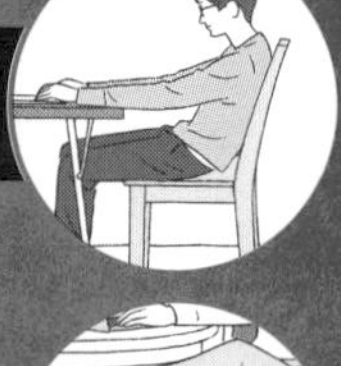

腰痛にならない▶P82

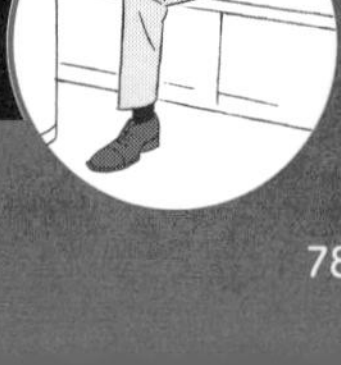

腰の負担を軽減する▶P84

長時間のデスクワークが、腰痛を招いている

自宅や会社でのパソコン作業はもちろん、趣味で絵を描いたり、家庭の事務処理などをこなしたり……。こういったデスクワークを何時間も座りっぱなしで、日々こなしている人も多いのではないでしょうか。

しかしながら、こういった**長時間のデスクワークは、血流の滞りや筋力の低下を招き、不調や体の痛みの原因**になっているのです。

影響を受けやすい部位のひとつが、背骨まわりです。

背骨は1本の骨ではなく24個の骨が積み重なって成り立っているのですが、ひとつひとつの骨の間には軟骨が挟まっています。じつは軟骨も新陳代謝を繰り返していて、細胞が新しく生まれ変わることで健康な状態を維持しているのですが、デスクワークなどでずっと背骨を動かさないでいると、新陳代謝が滞ってしまいます。すると背骨の周辺の筋肉が減少したり柔軟性が低下しやすくなり、腰痛にもつながってしまうのです。

また、**お尻の筋肉も長い座り姿勢で影響を受けやすい筋肉。**座っているとき、お尻の筋肉は常に圧迫され続けます。長く続けば腰の筋肉も影響を受け、腰痛を起こしてしまいます。

こういった悪影響を少しでも減らすために、デスクワーク中に加えてほしいのが、次のページから紹介する3つの動作です。作業をしながらでもできるので、ぜひ加えてください。

ちなみに、オーストラリアのシドニー大学が行った調査によると、日本人の座位時間は1日約7時間。これは調査対象国20か国の中で最長だそうです。

また、同調査には長時間座り続けることが死亡リスクを高めるという報告もありました。座る時間が1日4時間未満の人と比べ、8～11時間の人は15％、11時間以上の人はなんと40％も死亡リスクが上がるそうです。

座りっぱなしが体に悪影響であることは明らかなのです。

デスクワークの仕方①

こんなときに…

自宅や会社でのパソコン作業中、事務作業中、
新幹線や飛行機など長距離移動中…etc.

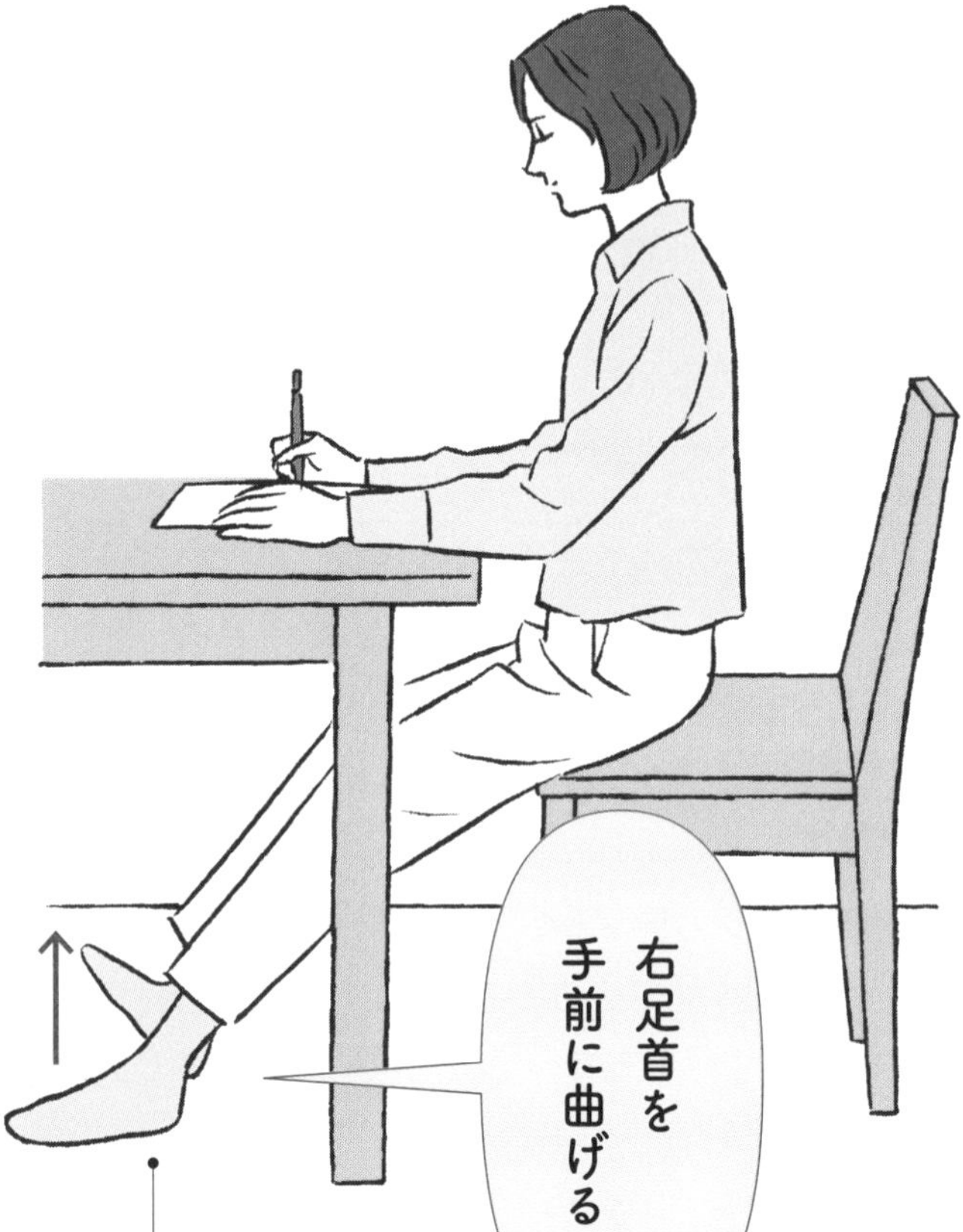

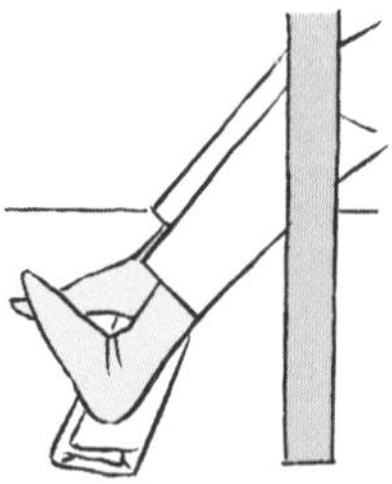

かかとが床に当たって痛い場合はタオルを敷く

①イスに浅く座り、両脚を前に出す。
かかとは床に着けたまま、右足のつま先をできるだけ高く上げ足首を曲げる。

ふくらはぎを動かして血流を改善

長時間座っていると下肢に血液がたまり、血流が悪くなってしまいますが、その改善にはふくらはぎを動かすことが効果的。足首を手前に曲げるこの動きは、ふくらはぎをぐっと伸ばすことができます。また、この動きには脛《すね》を鍛える効果も。脛が衰えると歩くときにつま先が下を向いてしまい、つまずきやすくなります。転倒予防のためにも鍛えておきましょう。

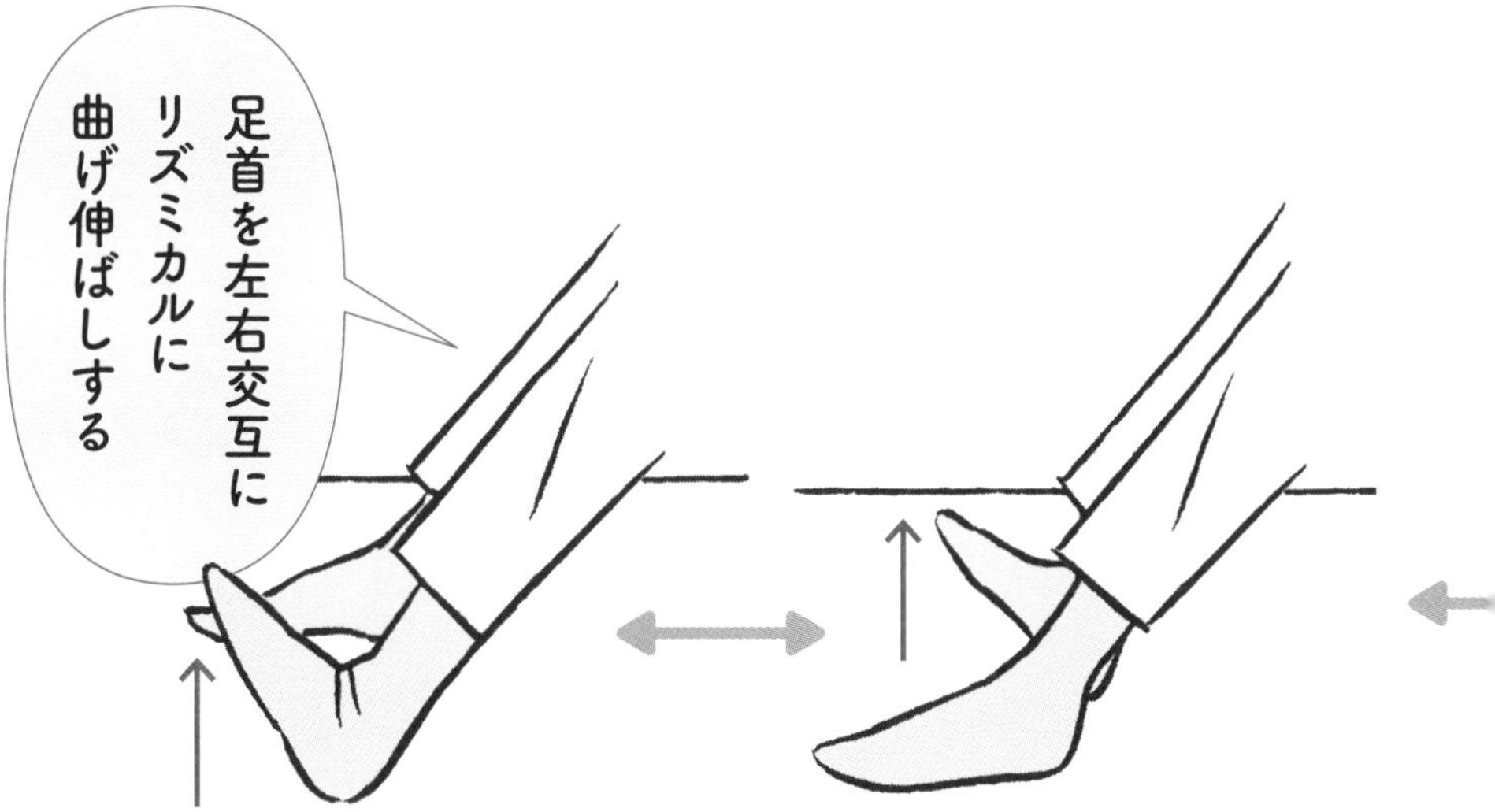
足首を左右交互にリズミカルに曲げ伸ばしする

②関節をできるだけ大きく動かすことを意識して、足首を左右交互にリズミカルに曲げ伸ばしする。

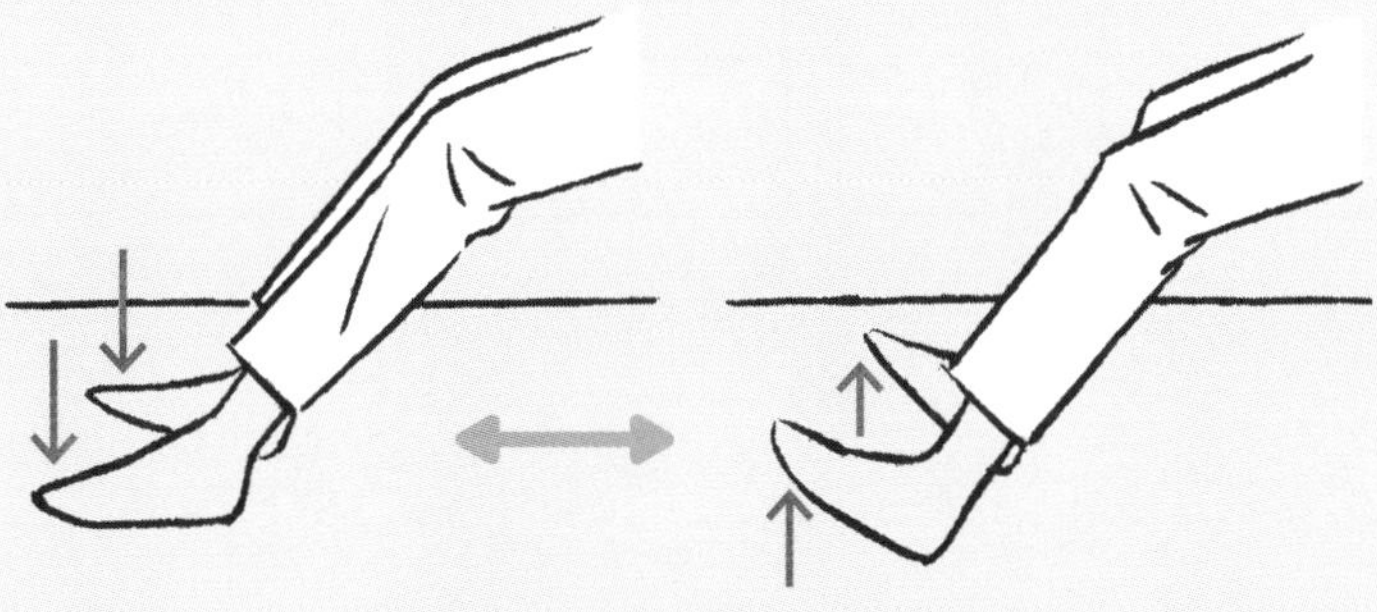

両足を同時に動かしてもOK

デスクワークの仕方②

こんなときに…

自宅や会社でのパソコン作業中、事務作業中、
新幹線や飛行機など長距離移動中…etc.

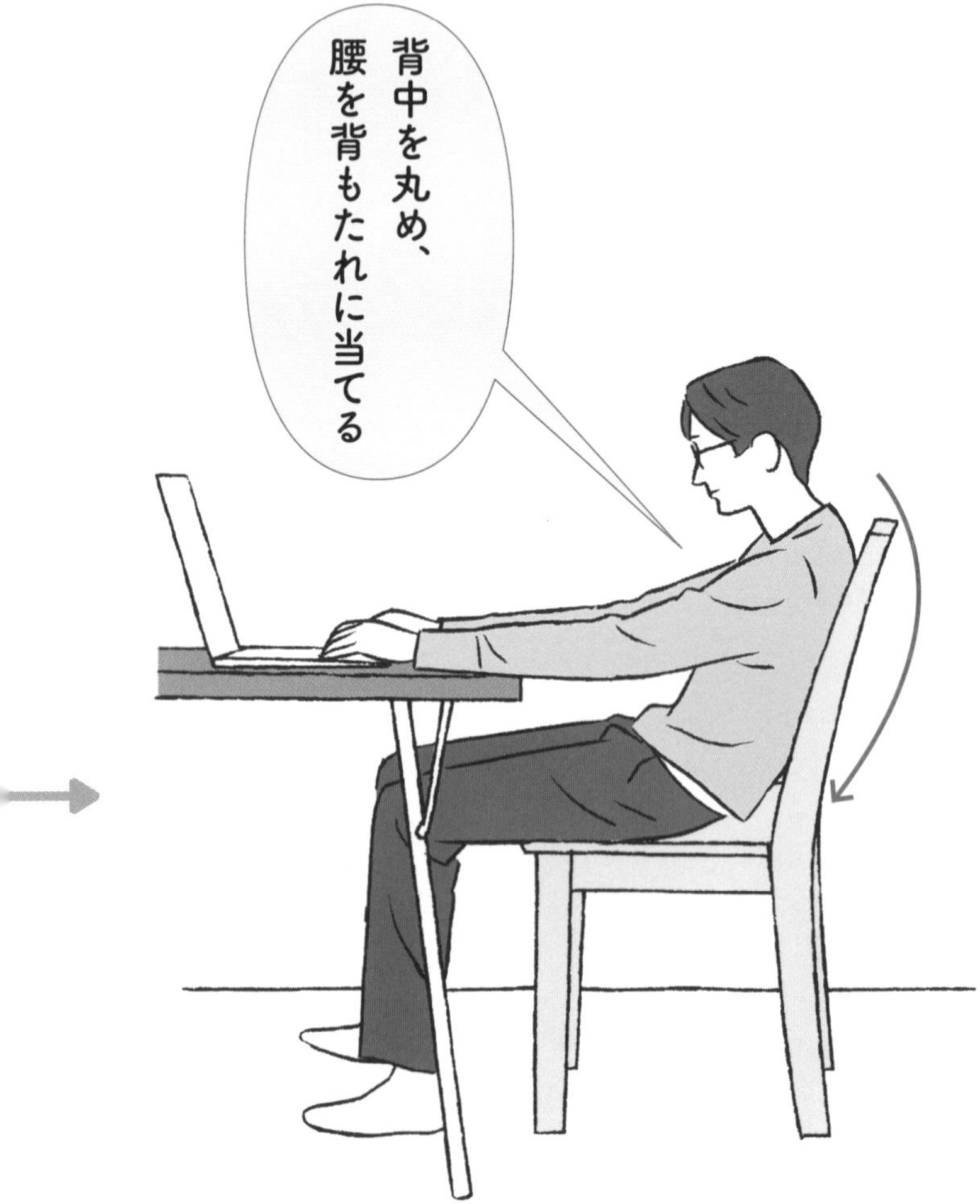

①イスに座り、背中を丸め腰を背もたれに当てる。
お尻より少し上あたりに体重が乗るようなイメージ。

背骨を動かして腰痛を防ぐ

デスクワークなどでじっと座っている時間が長くなると、背骨も固まった状態に。動かさないと姿勢が悪化して腰痛を招いてしまうので、そうならないために、こまめに背骨を丸めたり、反ったりする動きを繰り返しましょう。できる人はバランスボールに座って行うのがおすすめです。背骨が動きやすくなるので、より効果がアップします。

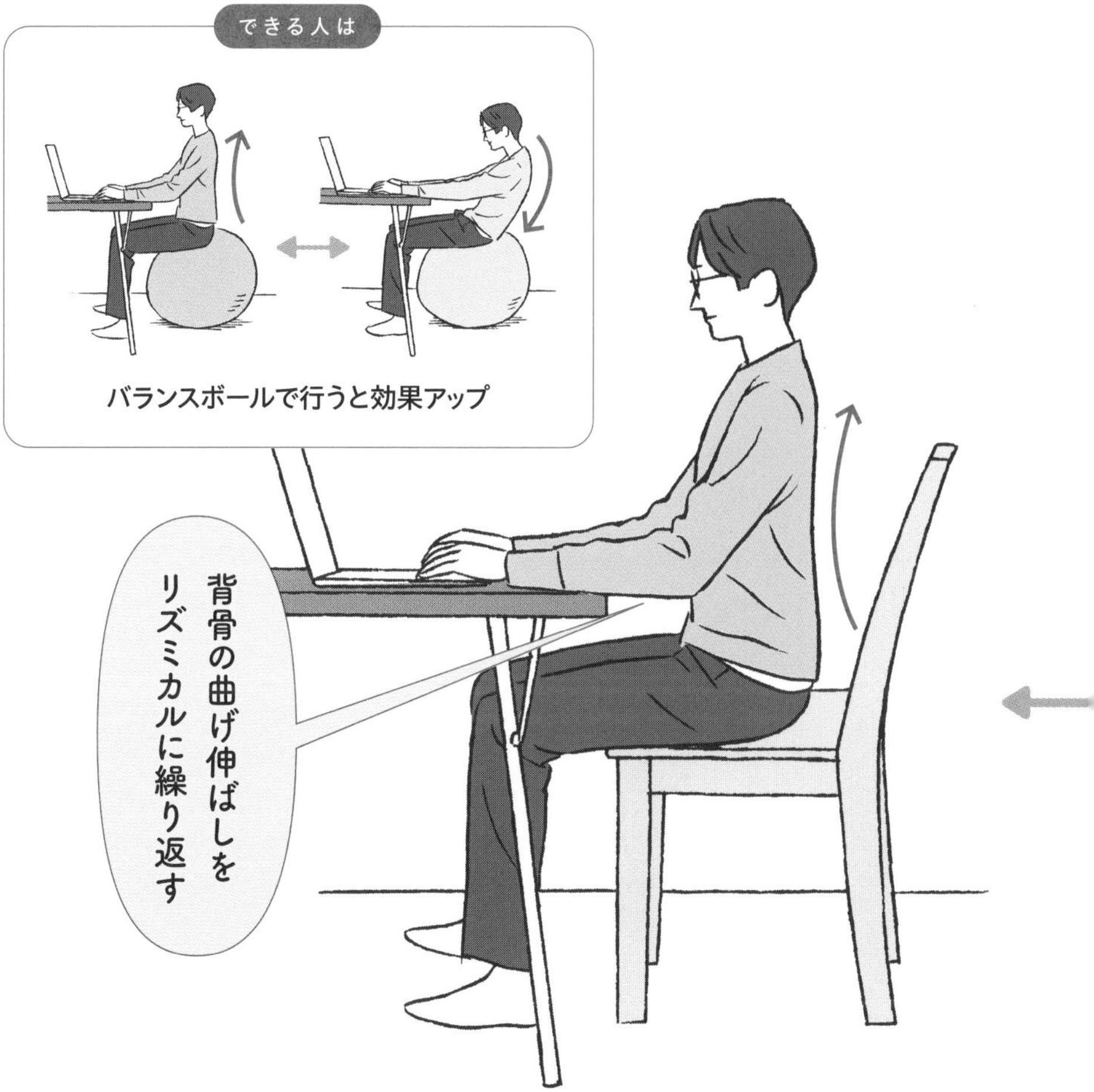

できる人は
バランスボールで行うと効果アップ
背骨の曲げ伸ばしをリズミカルに繰り返す

②上半身を起こし、腰を少し反って体重をお尻に移動する。

①、②の動きをリズミカルに繰り返す。

腰の負担を軽減する デスクワークの仕方③

こんなときに…

自宅や会社でのパソコン作業中、事務作業中、
新幹線や飛行機など長距離移動中…etc.

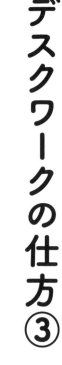

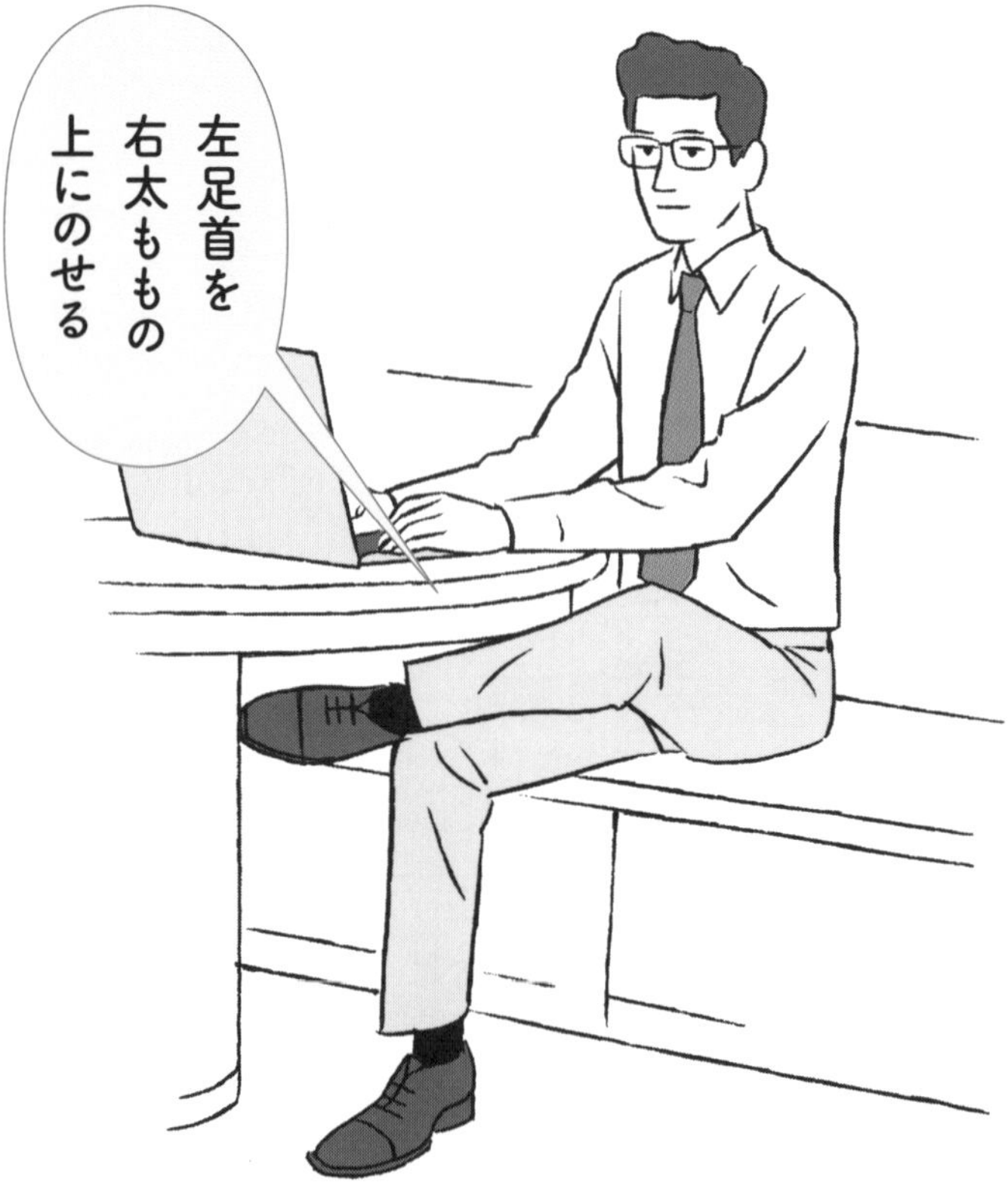

①イスに座って背すじを伸ばし、
左足のくるぶしあたりを右太ももの上にのせる。

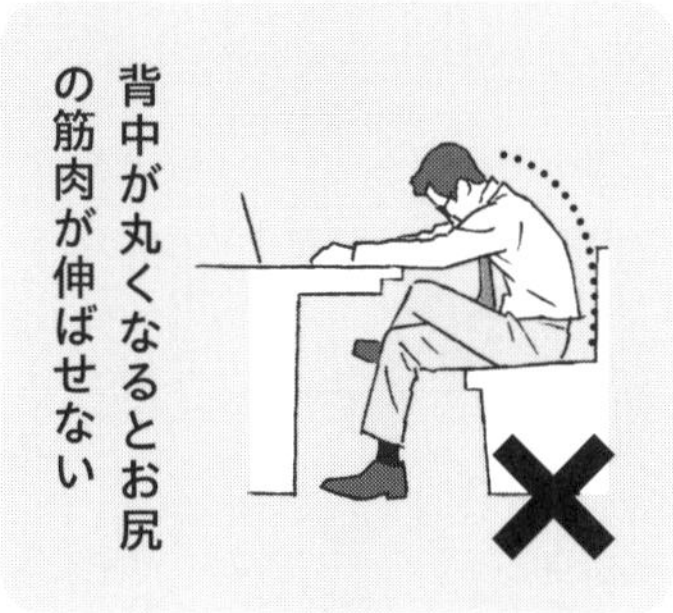
背中が丸くなるとお尻の筋肉が伸ばせない

足首を反対の脚にのせお尻の筋肉を伸ばす

お尻の筋肉が圧迫されると、腰痛の原因になるので、伸ばしてゆるませましょう。反対側の太ももの上に足首をのせて上半身を前傾すると、お尻の筋肉が伸びていきます。

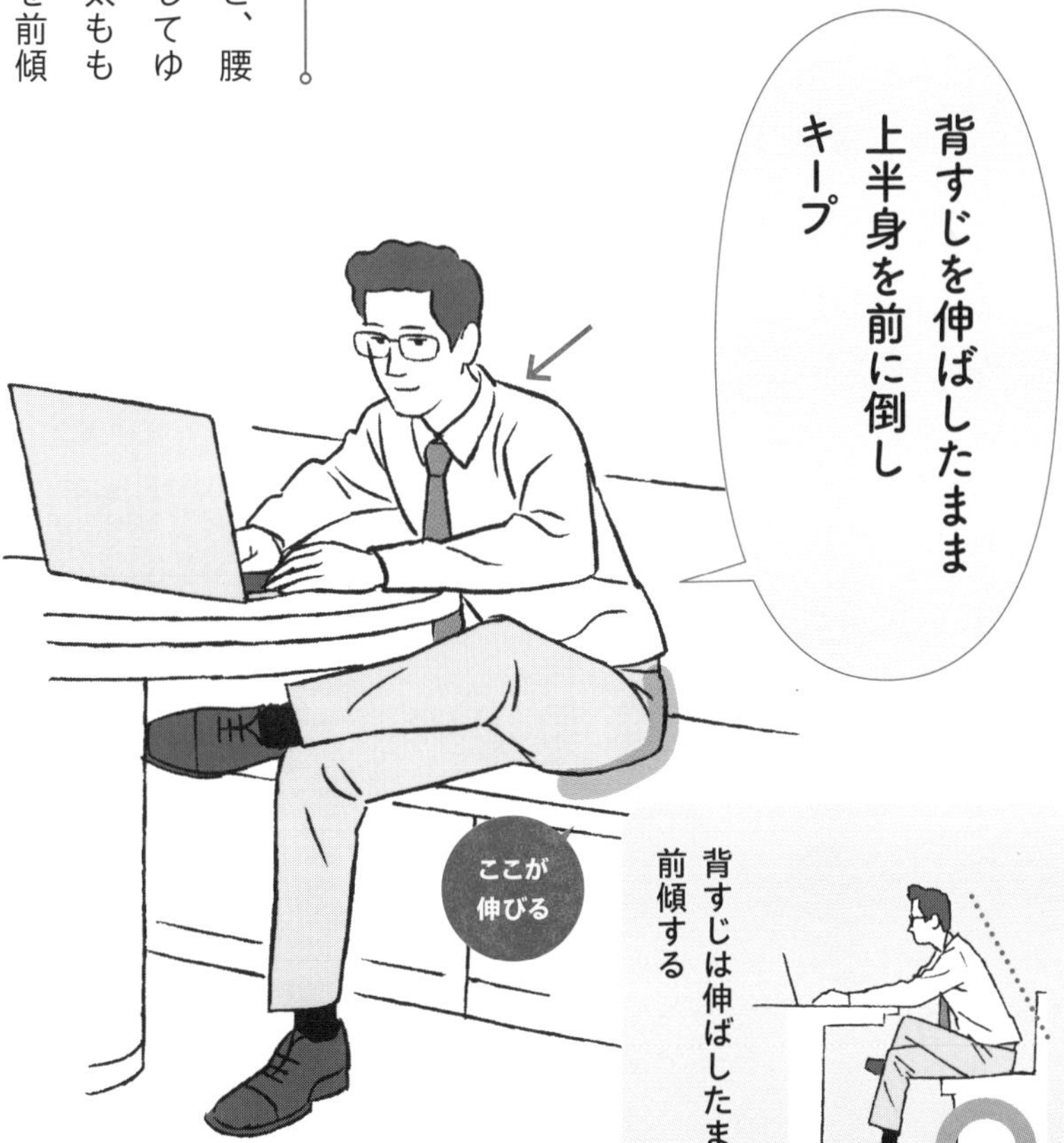
背すじを伸ばしたまま上半身を前に倒しキープ
ここが伸びる

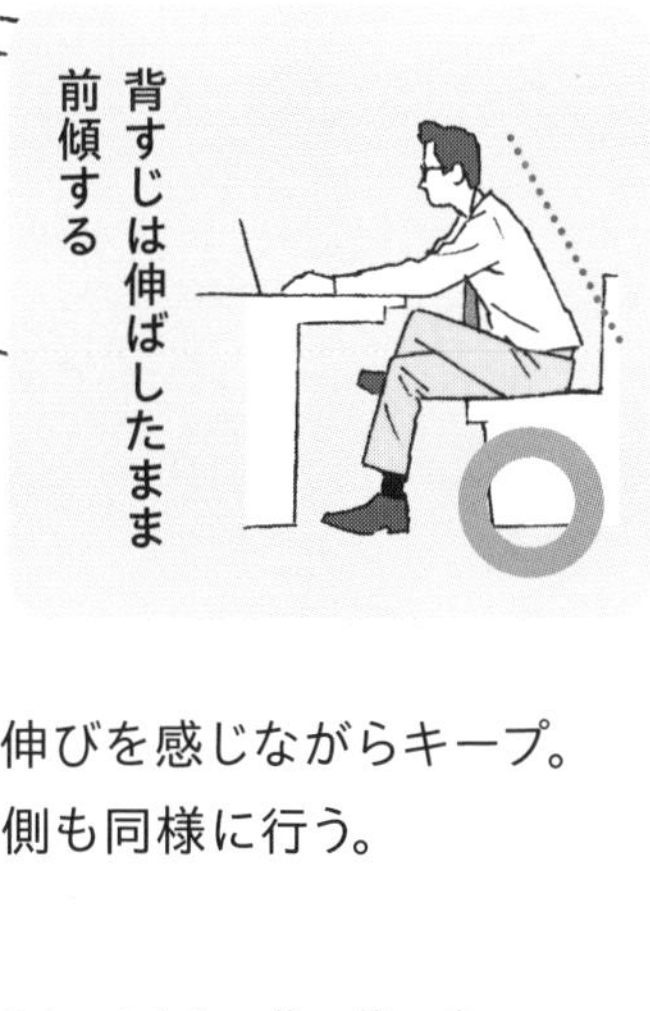
背すじは伸ばしたまま前傾する

②上半身を前傾させて、左のお尻の筋肉の伸びを感じながらキープ。
①、②を2～3回繰り返したら、右側も同様に行う。

寝たきりにならないための

階段の上り方

階段は筋トレにも有酸素運動にもなる。骨の強化にも効果的

第1章で触れたように、**階段の上り下りは心肺機能を高めるのにも適した有酸素運動**です。また、階段は上り下りする際に片脚で全体重を支えますから、両脚で立っているときよりも2倍の負荷がかかります。それによって、下半身の筋トレにもなるのです。ほかにも**ランニングとほぼ同等のエネルギー消費ができる、骨を強くする効果**もある（P51参照）……。と、いいこと尽くめなのです。

それなのに、**エレベーターやエスカレーターを使ってしまうなんてもったいない！**

バランス感覚を
向上する ▶ P88

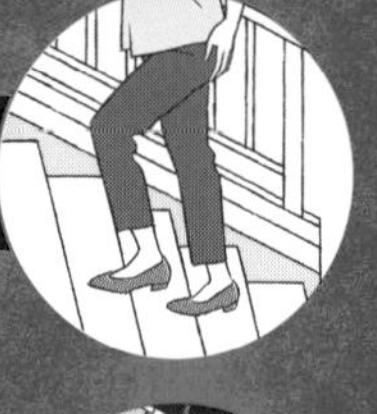

下肢の脚力を
アップする ▶ P90

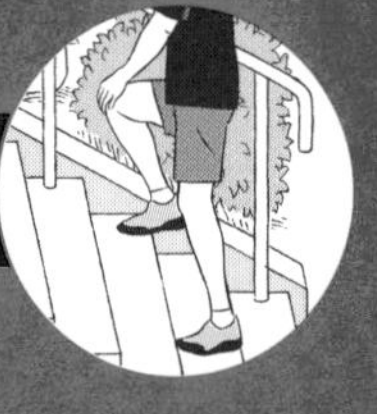

ひざが痛くて上がれないなど、特別にできない理由がなければ、今日から駅、オフィス、デパートなどでもエスカレーターやエレベーターを使うのをやめて階段を利用しませんか？　それだけでも体は変わりますし、「寝たきり予備軍」から脱出する近道です。

でも、階段に慣れていなかったり、筋力が落ちていたりすると、うまく足裏が使えず上り下りが不安定になったり、少し上っただけで疲れてしまいます。

P88では、そのような不安定な上り方を矯正して、バランスよく体重を支える上り方ができる方法を紹介しています。

P90は脚の付け根のあたりにある「腸腰筋《ちょうようきん》」を鍛える歩き方。

脚を持ち上げる働きをする腸腰筋が強くなると、ふだんの歩行も階段もぐっとラクになり、フットワークも軽くなるでしょう。また上半身と下半身をつなぐ働きもする腸腰筋は、姿勢維持にも重要な役割をしています。

「寝たきり」にならないために、非常に重要な筋肉ですが、座り姿勢が長いと、みるみる衰えてしまいます。いつもの階段の上り下りに強度を高めるワンアクションを加えれば、筋肉の衰えの予防にもなります。

階段の上り方①

こんなときに…

自宅や会社の階段、歩道橋、
混雑していないときの駅の階段…etc.

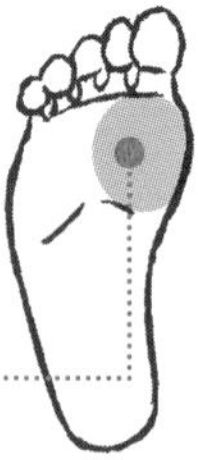
母趾球はここ!
足裏の親指の付け根にある丸
いふくらみ部分が母趾球。

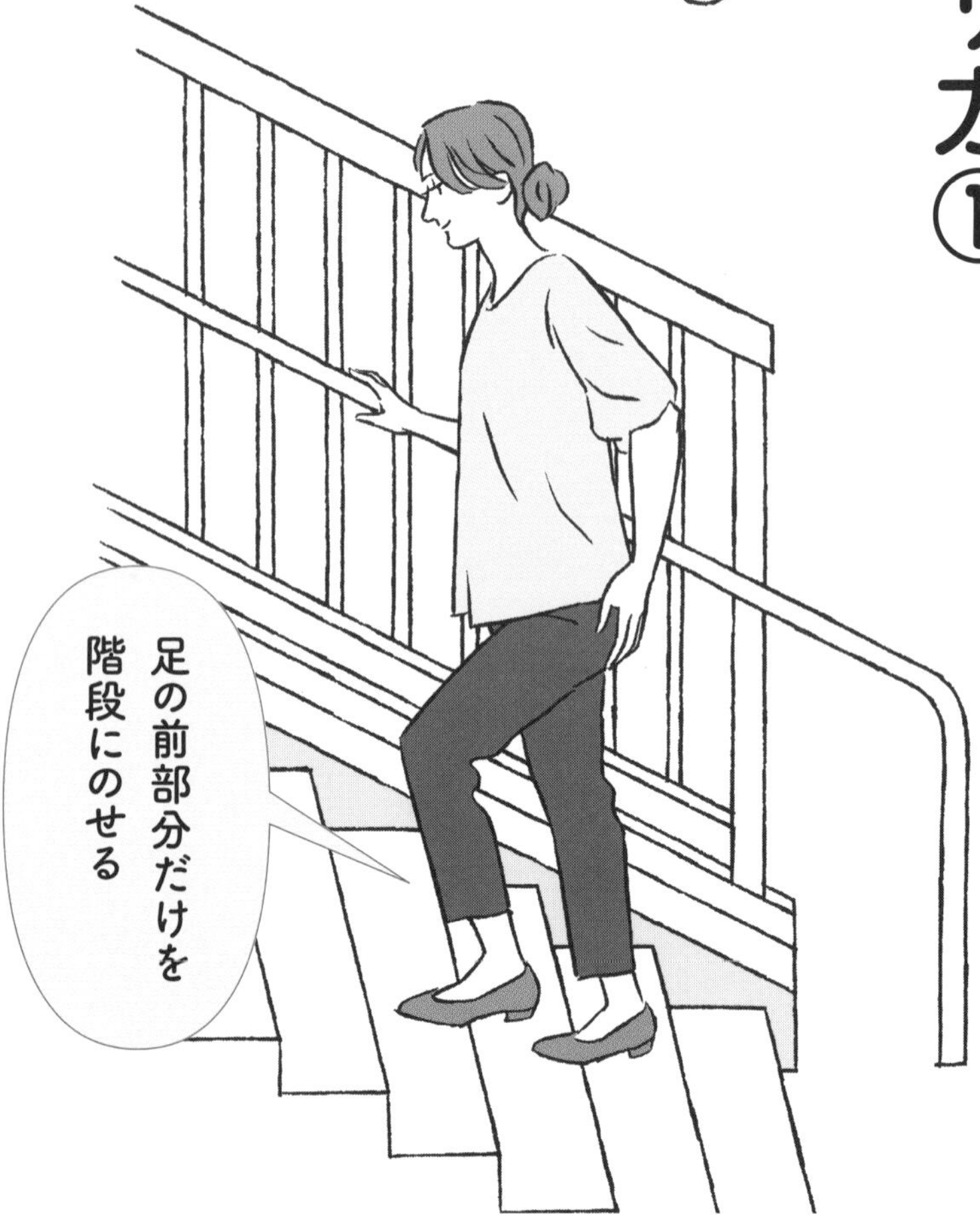
足の前部分だけを階段にのせる

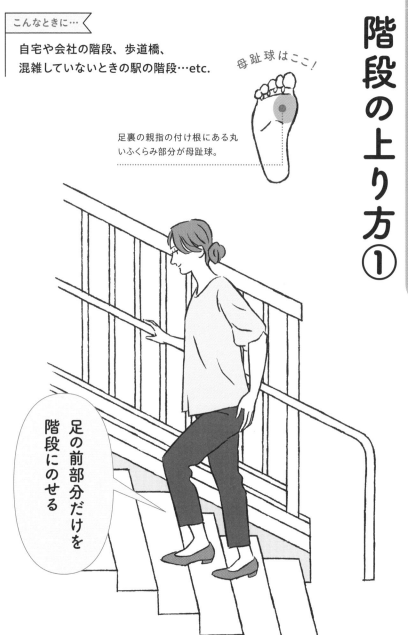

①手すりを持ち左足をひとつ上の段に
前足部だけがのるようにする(かかとは階段の外)。
母趾球に体重をのせることを意識。

母《ぼ》趾《し》球《きゅう》にしっかり体重をのせて上る

階段は、しっかり足を踏み込んで前進するために、足裏の親指の付け根にある「母趾球」に体重をのせて歩くことが大事。しかし、意識しないと足の外側や足の後ろに重心がのってしまいます。

ここでは、母趾球にしっかり体重がのる感覚をつかみ、バランス感覚を養うことが目的なので、その効果を高めるため、かかとを階段の外に出して上ることもポイントです。

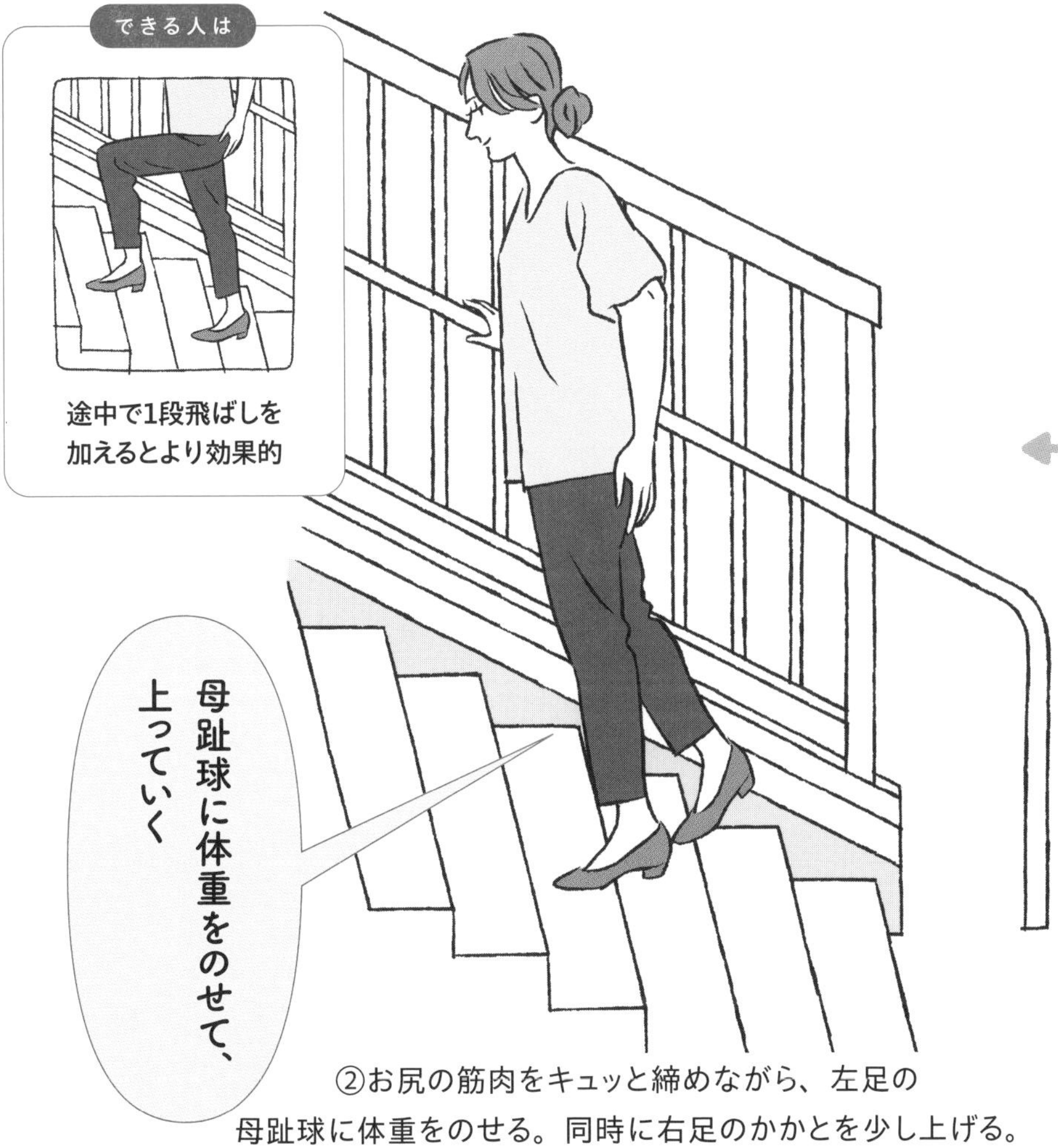
できる人は
途中で1段飛ばしを加えるとより効果的
母趾球に体重をのせて、上っていく

②お尻の筋肉をキュッと締めながら、左足の母趾球に体重をのせる。同時に右足のかかとを少し上げる。右足も同様に行い、①、②の繰り返しで階段を上っていく。

下肢の脚力をアップする

階段の上り方②

こんなときに…

自宅や会社の階段、歩道橋、
混雑していないときの駅の階段…etc.

注意

体がグラつく人は、
転倒しないように
手すりにつかまり
ながら行う。

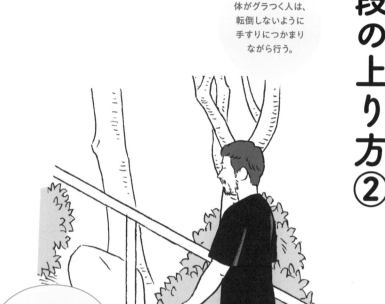

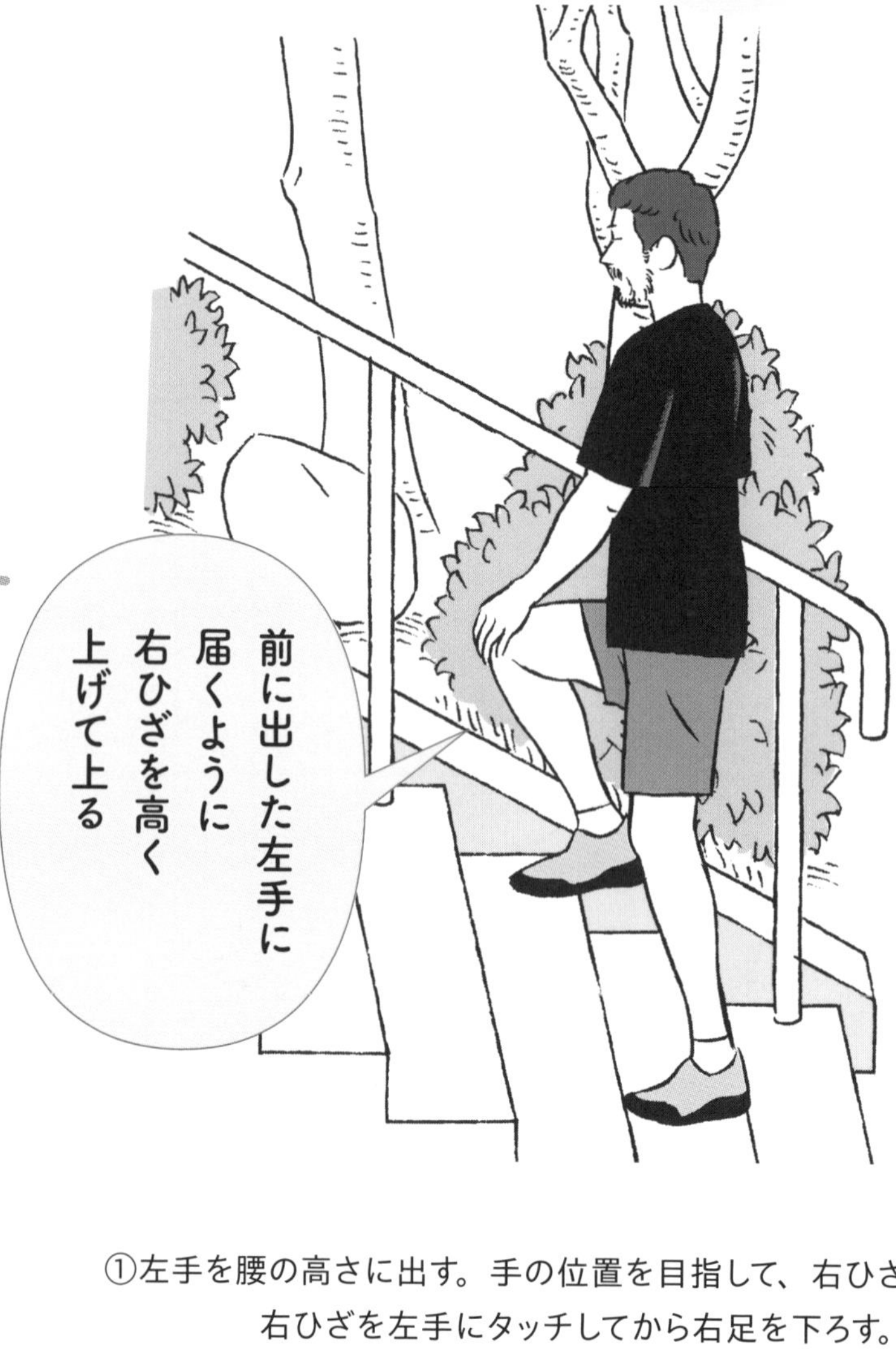
前に出した左手に
届くように
右ひざを高く
上げて上る

①左手を腰の高さに出す。手の位置を目指して、右ひざを上げる。
右ひざを左手にタッチしてから右足を下ろす。

目標は腰位置
ひざを高く上げる

階段を上るときに、いつもよりもひざを高く上げると、脚の付け根付近にある腸腰筋をはじめ、下肢の筋力をより鍛えることができます。しっかりひざを上げるためにおすすめなのが、腰の位置に手を出しておくことです。「ひざを手にタッチする」といった明確な目安をつくっておくことで、しっかり上げることができます。ひざをより高く上げるとさらに効果的。

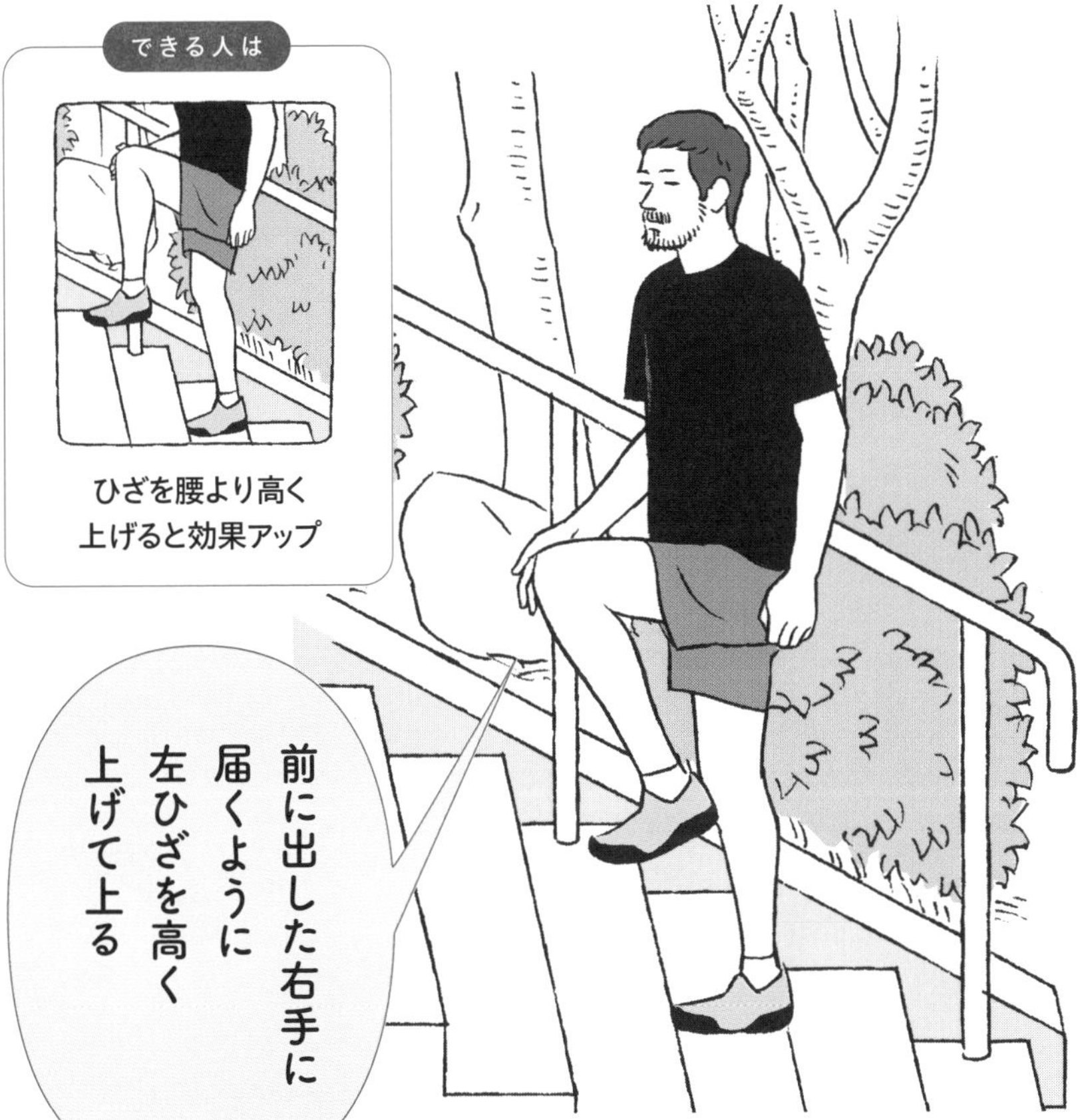

できる人は
ひざを腰より高く
上げると効果アップ
前に出した右手に
届くように
左ひざを高く
上げて上る

②右手を腰の高さに出す。手の位置を目指して、左ひざを上げる。
左ひざを右手にタッチしてから左足を下ろす。①、②の繰り返しで階段を上る。
人目が気になるときは実際にはタッチをせず、イメージで行ってもOK。

寝たきりにならないための

歩き方

続けるためにも、まずは自分の筋力に合った歩き方を選ぶ

ウォーキングというと、「かかとから着地すること」が正解と思っている人は多いのではないでしょうか。

それも間違いではないのですが、下肢、特に脛《すね》の筋肉が衰えていると、かかとから着地するのが難しかったり、負担が大きくてすぐ疲れてしまったりするのです。

せっかくウォーキングを始めても、「すぐ疲れてしまう」「つらくて目標の時間を歩けない」となると、やる気も下がってしまい、なかなか続けることができません。そこで

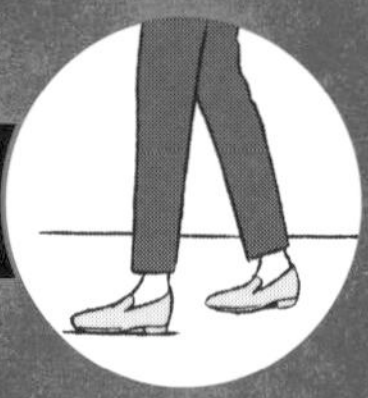

疲れず長時間歩ける ▶ P94

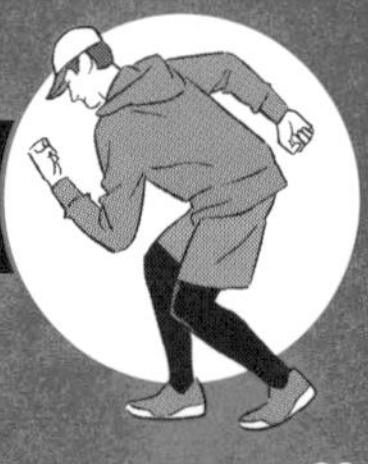

足腰の筋トレになる ▶ P96

提案したいのがＰ94の、**かかとではなく「足裏の真ん中で着地する」歩き方**です。

かかとで着地しようとすると、つま先をぐっと上に向けなければなりませんよね。そのときに働くのが脛の筋肉です。脛が弱っているとつま先がうまく上がらなかったり、上げることが負担になったりして、結果すぐ疲れてしまうのです。

つま先がうまく上がらない人、歩くとすぐ疲れてしまう人は、「目標時間を歩く」ためにもＰ94の歩き方に変えてみましょう。

また、つま先をぐーっと上げてみると、脛と表裏関係にある「ふくらはぎ」が伸びるのですが、伸びにくい、伸ばすと痛いとなると、つま先を上げる動きを制限してしまいます。つま先を上げるためには、脛の筋力と同時に、ふくらはぎの柔軟性も必要です。

Ｐ80で紹介した足首を曲げ伸ばしする動作は、脛の筋肉の強化とふくらはぎの柔軟性を高めることの両方に効果的ですから、ぜひ実践しましょう。衰えが進んでしまうと、つま先が下を向いてつまずきやすくなってしまうので、その点も注意が必要です。

また、ふつうのウォーキングでは筋力アップはできませんが、Ｐ96のような沈み込みを加えると、運動強度が高まって筋トレ効果も期待できます。できる人はぜひ挑戦を。

歩き方①

こんなときに…

通勤時、街の中を移動するとき、
ふだんのウォーキング中…etc.

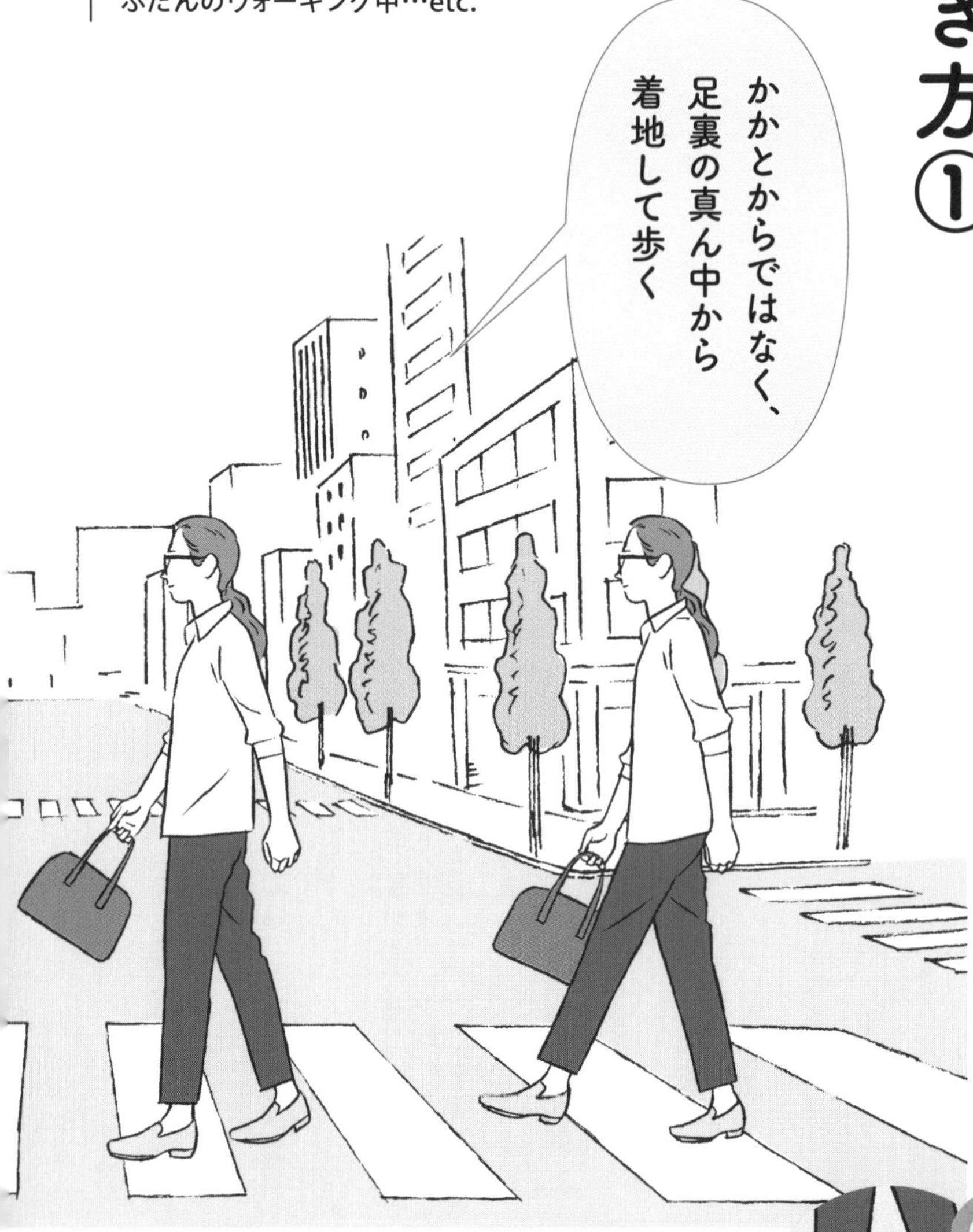
かかとからではなく、足裏の真ん中から着地して歩く

かかとではなく、
足裏の真ん中で着地することを意識して、
自然に体重を前に移行していく。

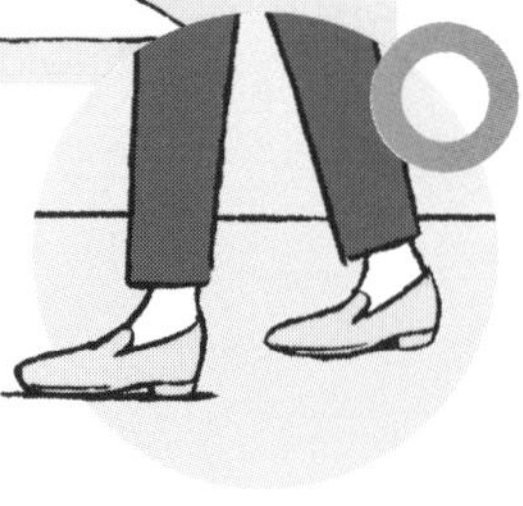

筋力が落ちていても疲れず歩ける

この歩き方のポイントは「足裏の真ん中」から着地をすることです。脛《すね》の筋肉に過剰な負担をかけずに歩けるので、疲れにくく、長時間歩けることがメリット。歩きやすい歩幅でOKですが、心肺機能を向上させるためには、「少し息が弾むくらい」のスピードで歩くことが必要です。脚の筋力が落ちている人でも、この方法ならばキビキビと歩くことができます。

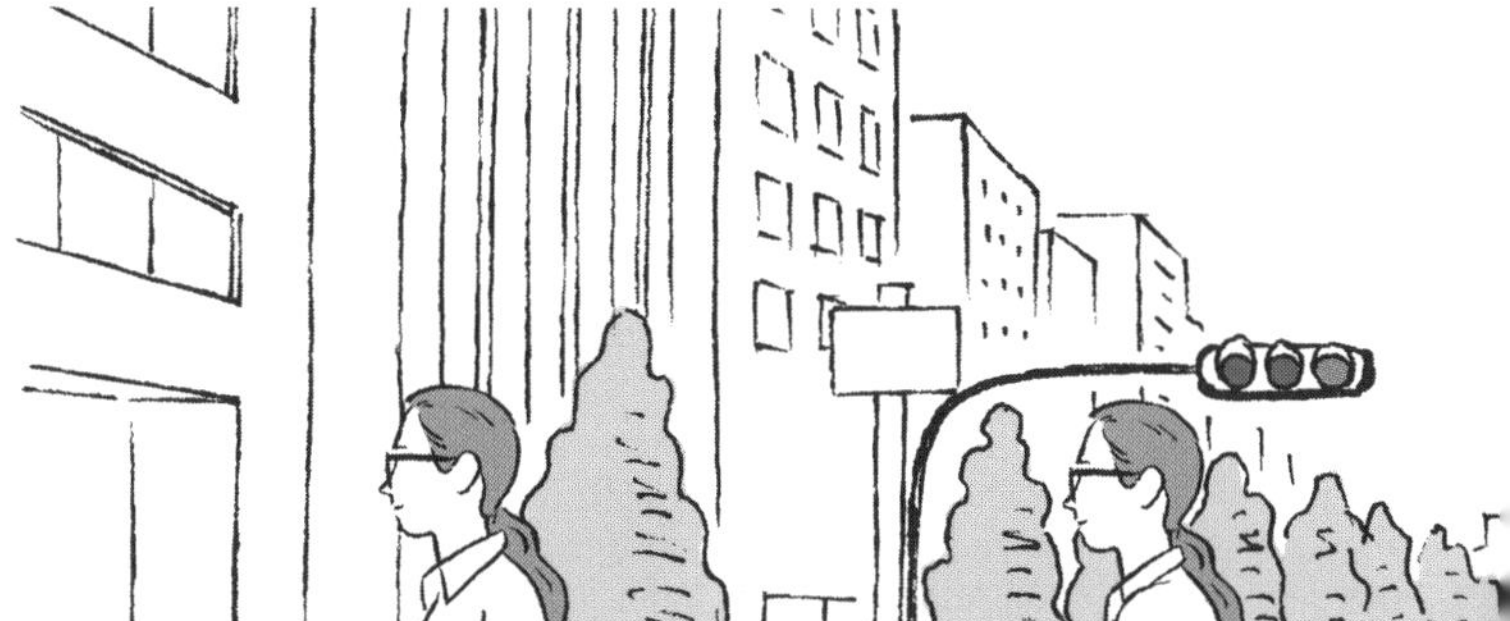

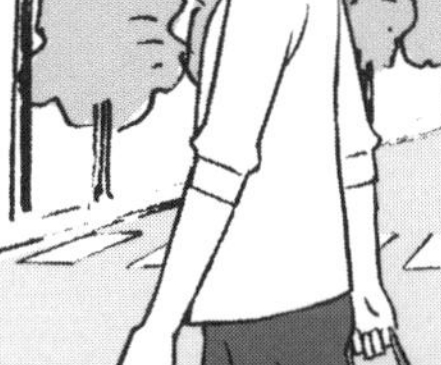

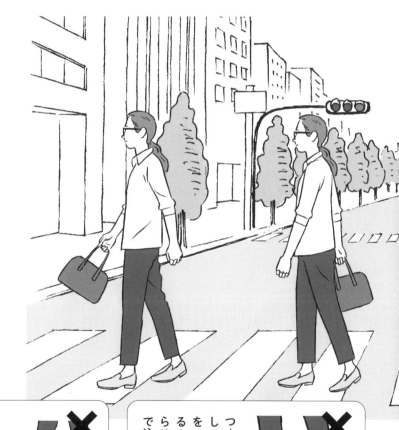

つま先から着地しない。ヒールをはく習慣のある人はつま先から着きやすいので注意

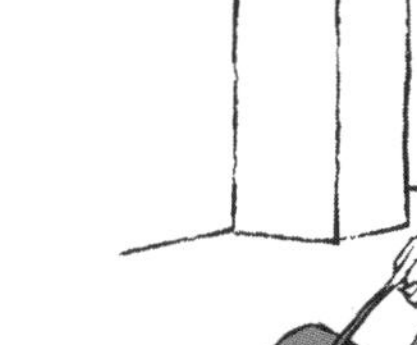

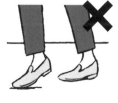

無理にかかとから着地しようとしなくてOK

歩き方②

こんなときに…

ふだんのウォーキング中、公園を散歩するとき、
庭の中を移動するときなど…etc.

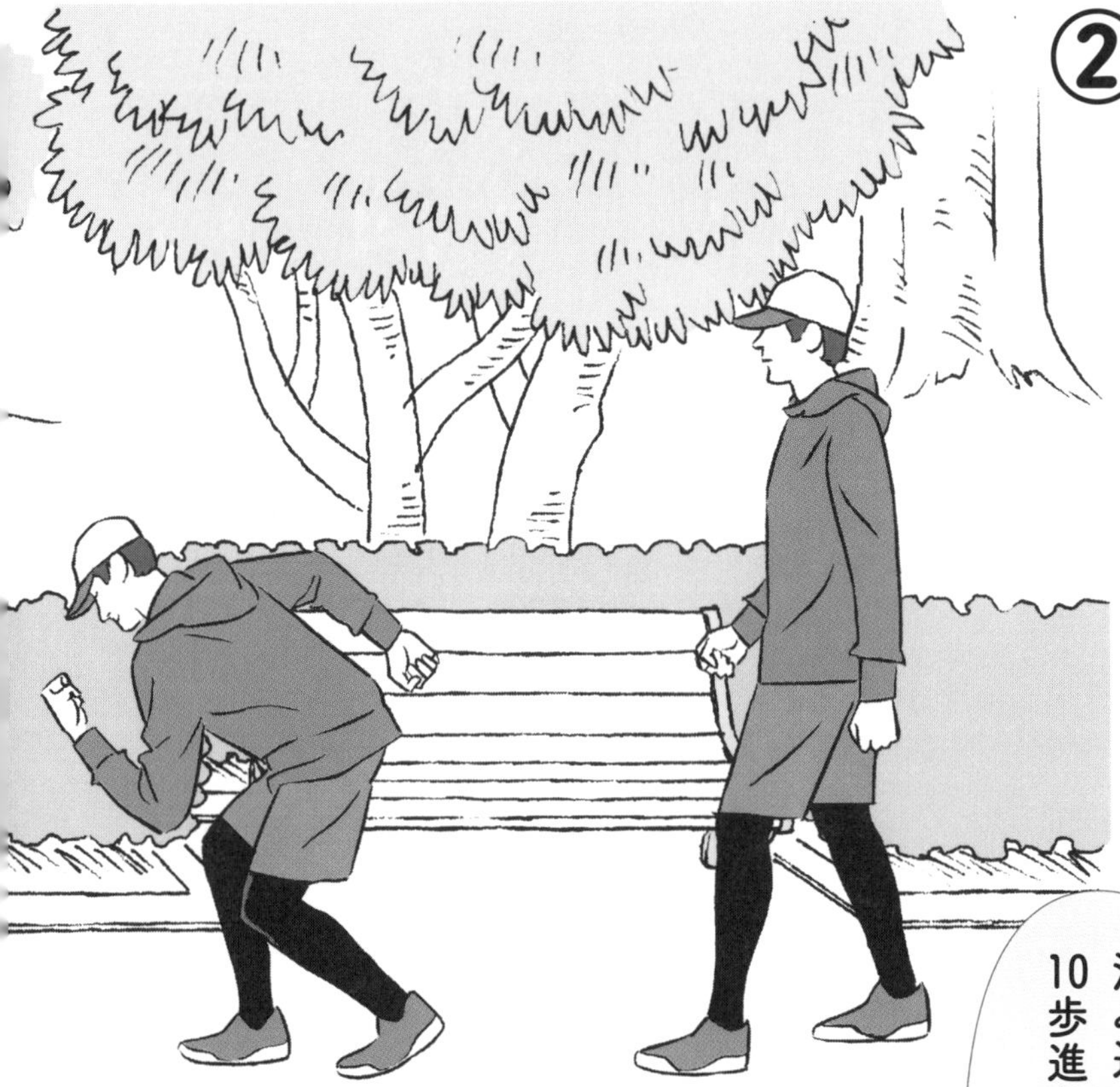
沈み込みを入れながら
10歩進む

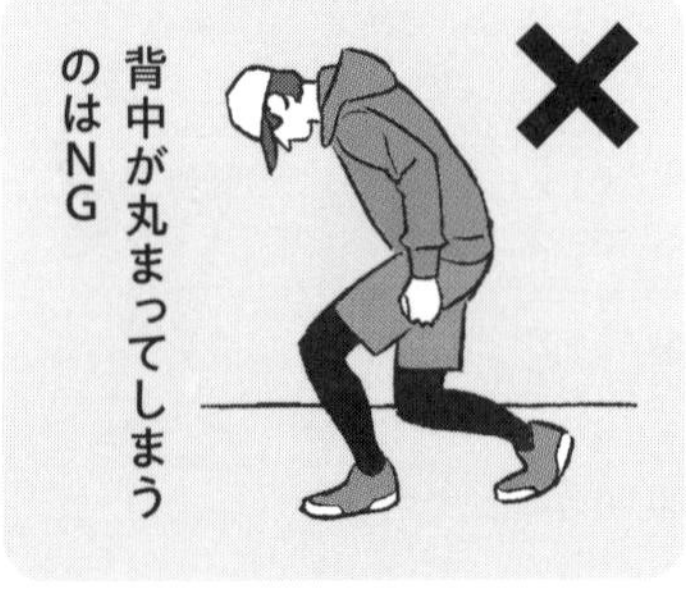
背中が丸まってしまう
のはNG

体を沈める歩き方で筋トレ効果もプラス

ふつうのウォーキングでは筋トレ効果はありませんが、ひざを曲げ体を低く沈めて歩けば下半身の筋トレになります。

ふつうの歩行の合間に沈み込みを入れた歩行を10歩程度加え、またふつうの歩行に戻し、また10歩。まずはできる範囲からでOKなので挑戦してみましょう。足腰に筋力がついてくるとスムーズにできるようになってきます。

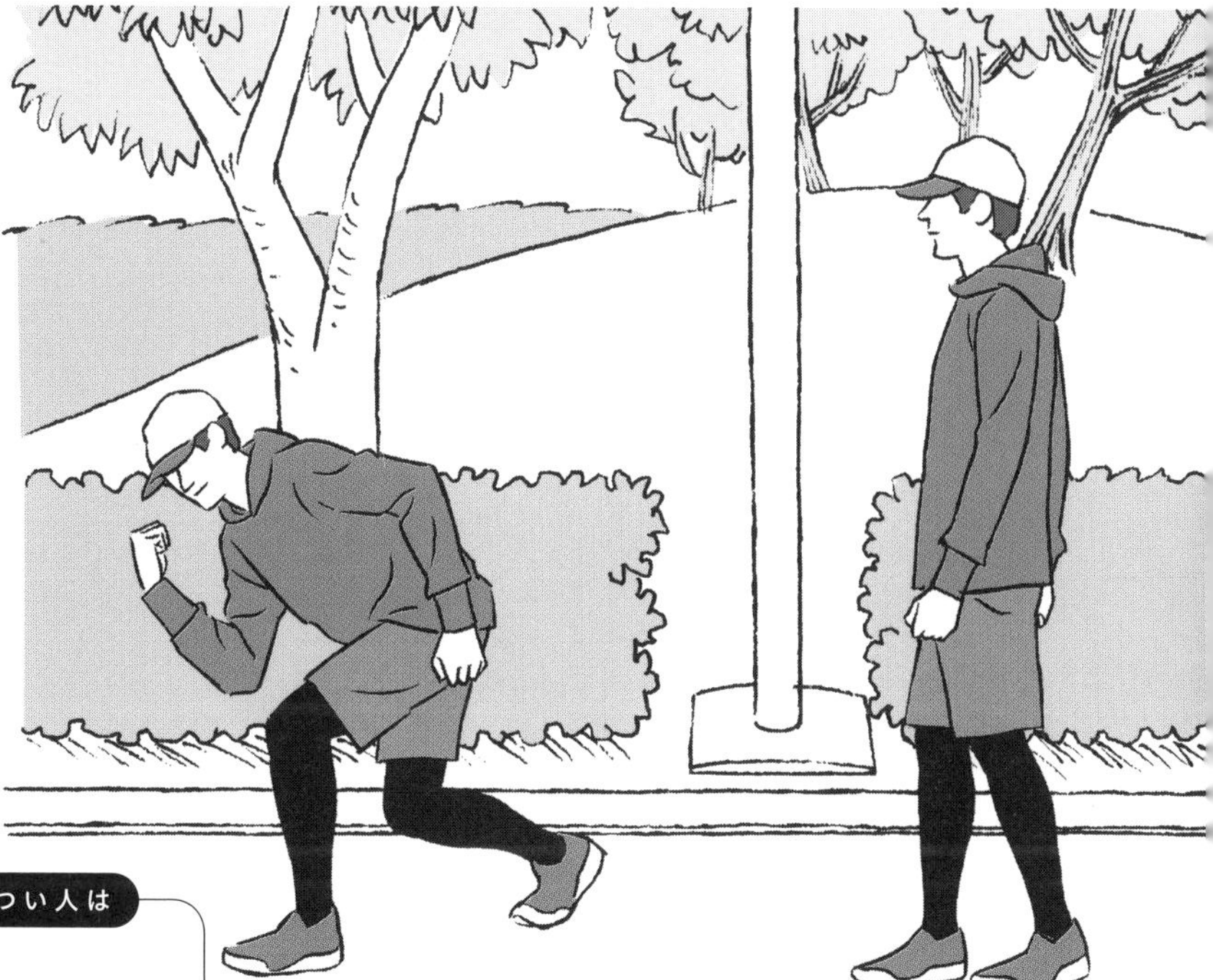

きつい人は

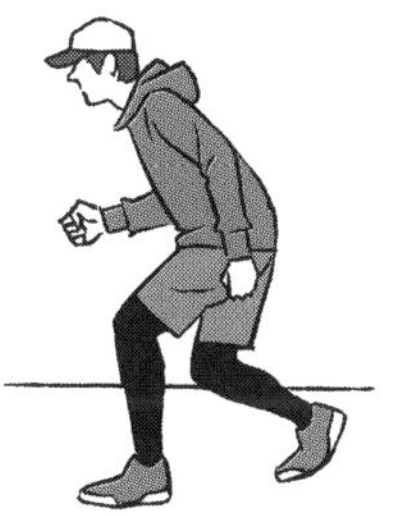

沈み込みを浅くして、
強度を下げてもOK

ふつうの歩行の途中で、両ひざを曲げて
沈み込みを入れながら10歩歩いたら、
またふつうの歩行の体勢に戻る。
続けることができれば「沈み込みを入れて
10歩→ふつうの歩行」を10回程度繰り返す。

寝たきりにならないための

バッグの持ち方

姿勢を支える筋力があれば、重い荷物にも引っ張られない

たとえばスーパーの買い物帰り。

皆さんは、重い買い物バッグを持ちながら、どんな姿勢になっていますか？

重い荷物に引っ張られて、体が左右どちらかに傾いたり、前かがみになったりしていないでしょうか？　そんなふうにバランスを崩した姿勢で荷物やバッグを持つ人をよく見かけますが、とてもしんどそうに見えます。

背中の筋肉が衰えない ▶ P100

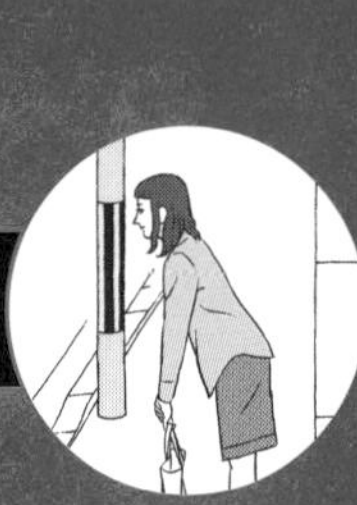

体幹トレーニングになる ▶ P102

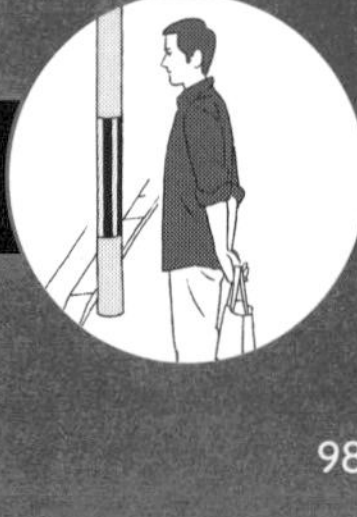

実際、「若い頃より、バッグを持つのがしんどい」「荷物が重く感じる」という人は多いですよね。そういった方は「年のせい」と思っているかもしれませんが、第1章でもお伝えしたとおり、これも年のせいではなく、「筋肉量が減ったせい」なのです。

そして、**荷物を持ったときに姿勢のバランスが崩れてしまうのは、姿勢を支えるお腹や背中の筋肉が衰えているから**です。筋肉量が少なくなった体で荷物を持つのだから、若い頃より当然疲れます。

重い荷物に引っ張られた姿勢のまま歩けば、その悪い姿勢が身についてしまいます。そして、本来の正しい姿勢を維持する筋肉がさらに弱っていってしまうのです。それを回避するために、Ｐ１００では姿勢を正す動作を加えたバッグの持ち方、Ｐ１０２では姿勢を支えるための筋肉を鍛える動作を加えたバッグの持ち方をご紹介します。

スーパーからの帰り道で信号待ちをしているときや、デパートからの帰り道で駅のホームやバス停で立って待っているときは、「寝たきりになる姿勢」から、「寝たきりにならない姿勢」に切り替えるチャンスです。悪い姿勢を放置せず、実践しましょう。

背中の筋肉が衰えない

バッグの持ち方①

こんなときに…

買い物帰りの信号待ち、
駅やバス停で待っているとき…etc.

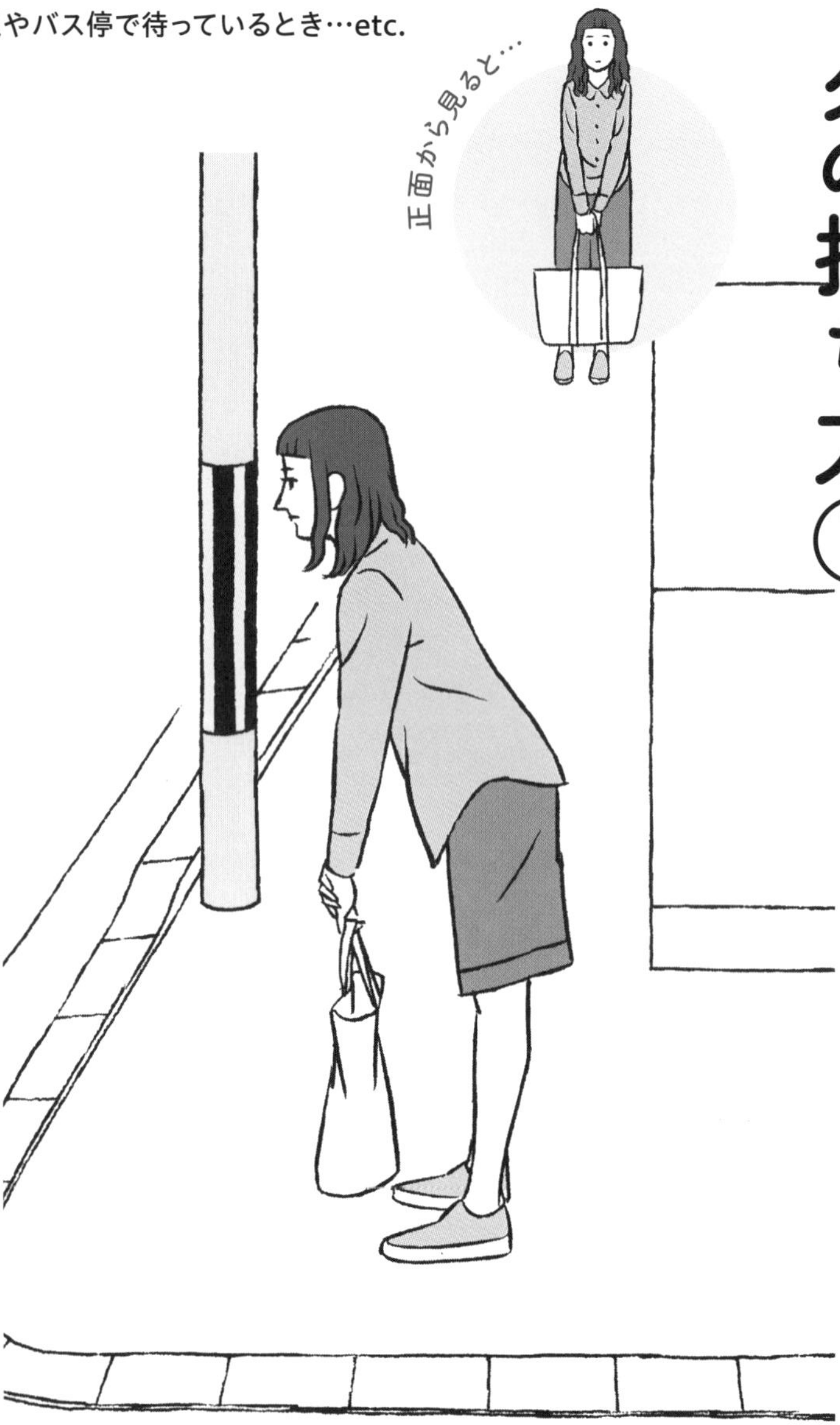

①体の前側にバッグを持ち、前かがみになる。

肩甲骨《けんこうこつ》を寄せて上半身を引き上げる

体の前側でバッグを持ったときに体が前傾してしまうのは、背中の筋肉が使えていないから。その姿勢のままでは背中の筋肉がますます弱るので、信号などで立ち止まったら背中上部にある骨「肩甲骨」をぐっと中央に寄せましょう。すると上半身が引き上がり、休んでいた背中の筋肉も働き始めます。この姿勢を維持してバッグを持つと背中の筋肉を強化できます。

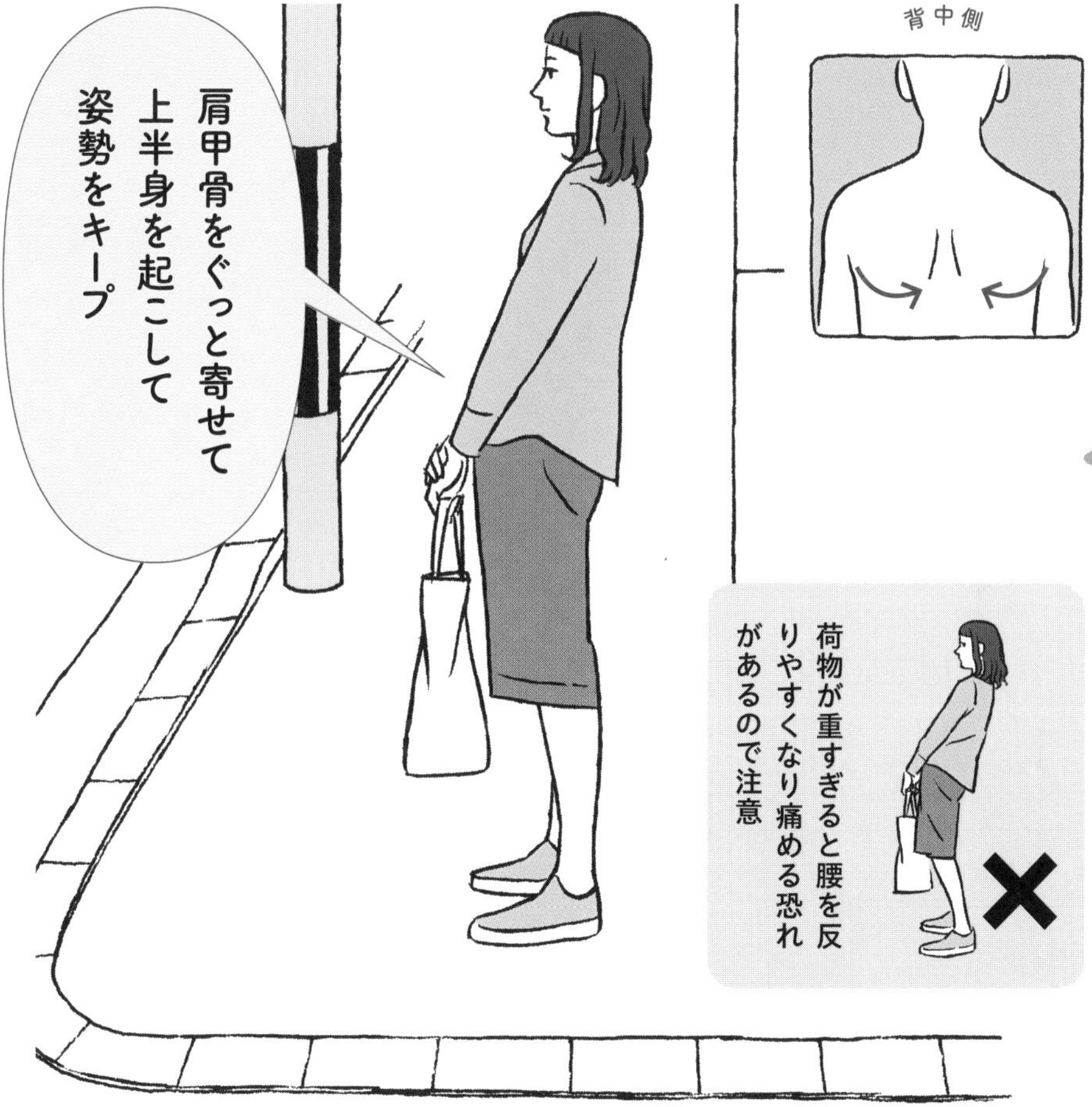
肩甲骨をぐっと寄せて上半身を起こして姿勢をキープ
背中側
荷物が重すぎると腰を反りやすくなり痛める恐れがあるので注意

②前かがみの姿勢から肩甲骨を中央に寄せながら体を起こす。
この姿勢を維持することで体を起こす筋肉を鍛えることができる。

バッグの持ち方②

こんなときに…

買い物帰りの信号待ち、
駅やバス停で待っているとき…etc.

後ろから見ると…

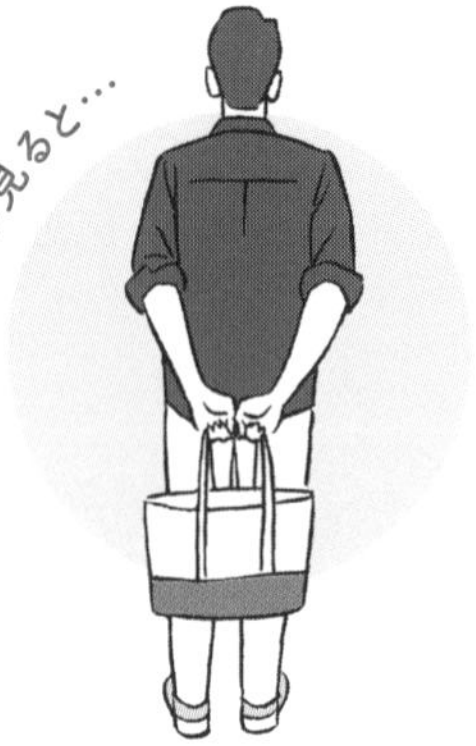

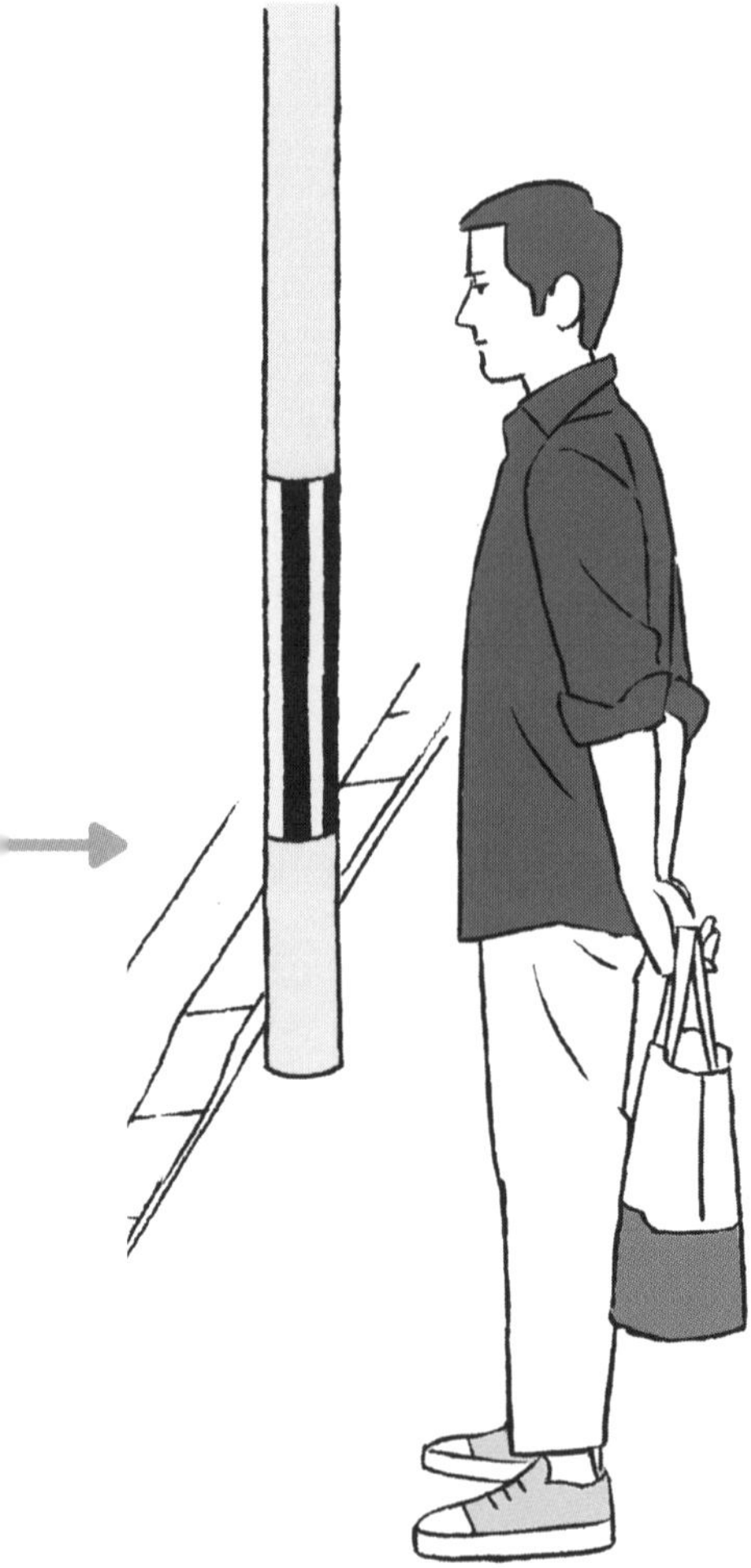

①体の後ろ側にバッグをまわし、
両手で持つ。

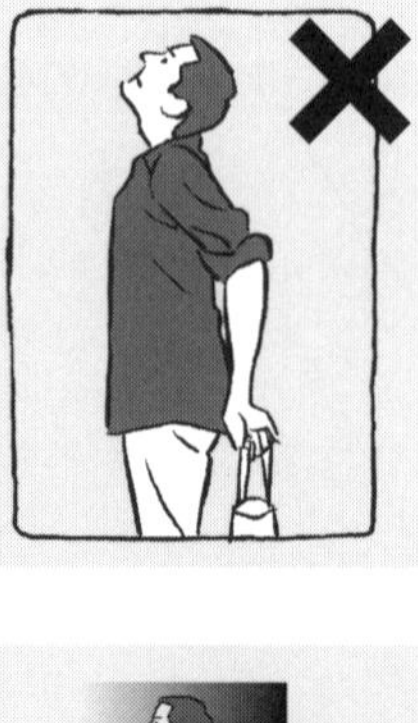

肩が上がってしまうのはNG

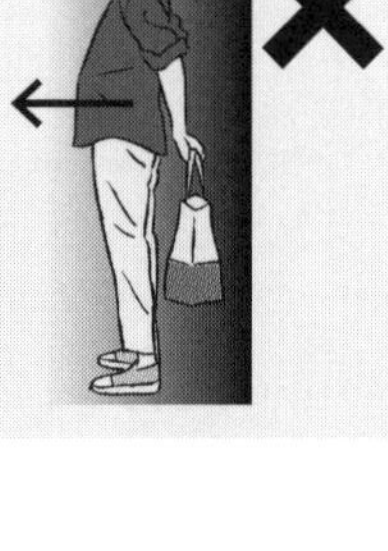

体幹が弱いとお腹が前に出てしまう

お腹に力を入れて姿勢を維持する

信号待ちのときなどにバッグを体の後ろ側で持ってみましょう。その際、荷物に引っ張られて体が後ろに傾かないようにお腹にぐっと力を入れると、体の胴体部分である体幹のトレーニングに。体幹の筋肉が衰えていると姿勢を維持できずお腹まわりがせり出したりします。そういった人もこの動作を続けていけば、体幹の力がつき姿勢が維持できるようになります。

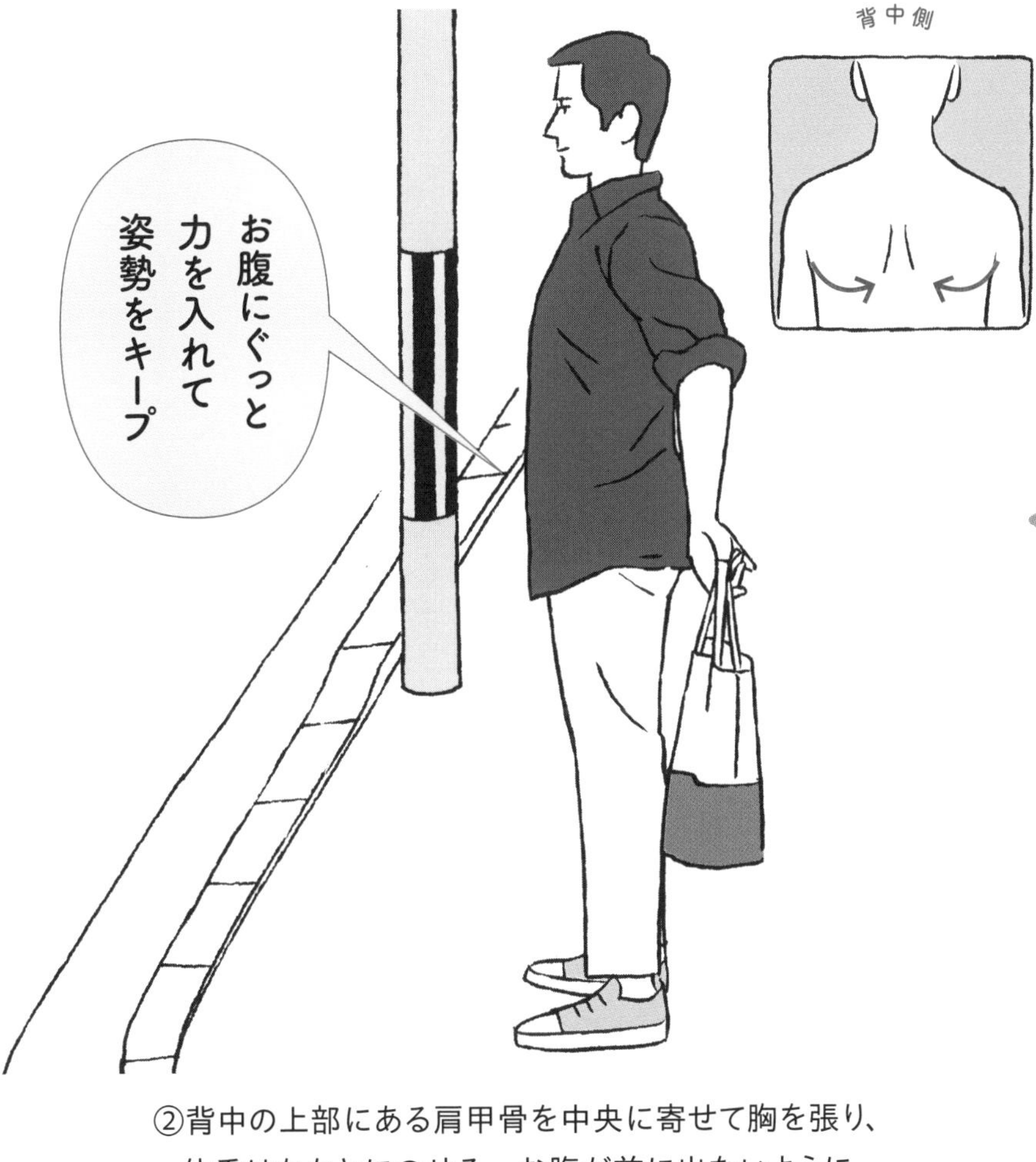
背中側
お腹にぐっと
力を入れて
姿勢をキープ

②背中の上部にある肩甲骨を中央に寄せて胸を張り、
体重はかかとにのせる。お腹が前に出ないように
腹筋をぐっと締める。信号待ちなどの間、この姿勢をキープ。

寝たきりにならないための

立ち方

現代人は足の関節を
ほとんど使えていない

人の体には基本的に２０６個の骨がありますが、そのうちの56個、つまり約４分の１が足の骨です。さらに言うと、手と足の骨の数はほぼ同数の骨があるのです。

手も足も、骨がたくさんあるということは関節もたくさんあります。関節がたくさんあるからこそ、つかんだり、つまんだり、握ったり……など複雑な動作ができます。

しかし、現代人は足の関節を使いこなせているとは言えません。

足関節の衰えを防ぐ ▶ P106

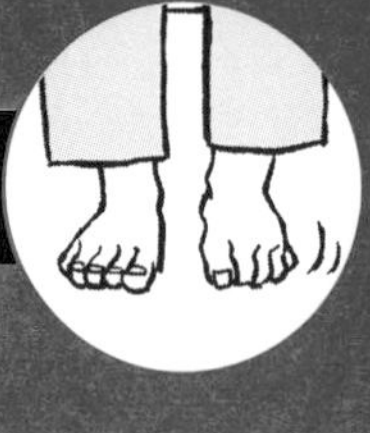

私たちの手は毎日毎日、フル稼働していますよね。関節をたくさん動かして、手で多くの物事をなしています。それに対して足はどうでしょうか。前述のとおり足にもたくさんの関節がありますが、その動きは手とは比べものにならないくらい少ないのです。

ただ座っているときはほとんど足指を動かしていませんし、そもそも歩く時間さえも減っていますから、ますます足の関節を動かす機会が少なくなっているのです。

それに、靴や靴下をはくと、関節の動きは制限されてしまいます。ヒールの靴ならば、なおさらです。**現代生活は、足指を動かすことが本当に少ない**のです。

「寝たきり」になりたくなかったら、足の関節も動かさなければなりません。なぜなら、**動かさなければ衰えてしまうから**です。第1章で、「人の体は置かれた環境に適応していく」とお伝えしましたが、**足の関節も筋肉も使わなければ、体は「いらない」と判断して、弱ってしまう**のです。

弱ると立ったときにバランスがとりにくくなったり、つまずきやすくなったりもします。歩くときも疲れやすくなってしまいます。それは「寝たきり」のリスクを高めるということ。そうならないためにも、意識的に足の関節を動かす機会をつくりましょう。

立ち方

こんなときに…

歯磨き中、
キッチンでの立ち作業中、靴下をはく前…etc.

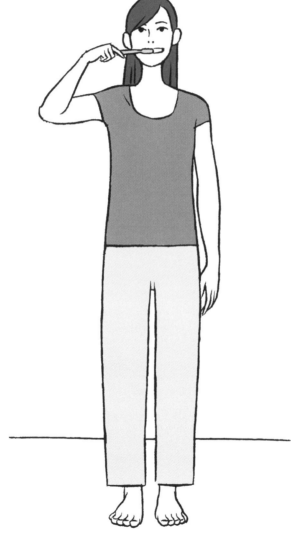

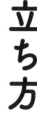

①裸足の状態で行う。
かかとに体重をのせ、背すじを伸ばして立つ。

足の指をモゾモゾと動かす

足の関節は、手の関節と違って日常生活の中で動かす機会がほとんどありません。そこで、意識的に動かす機会をつくることが大事です。歯を磨いているとき、キッチンで立ち仕事をしているときなど、立ち姿勢で行う作業中に、足指をモゾモゾする動きをプラス。たったこれだけのことですが、動かせば足の機能や筋肉の衰えの予防になります。

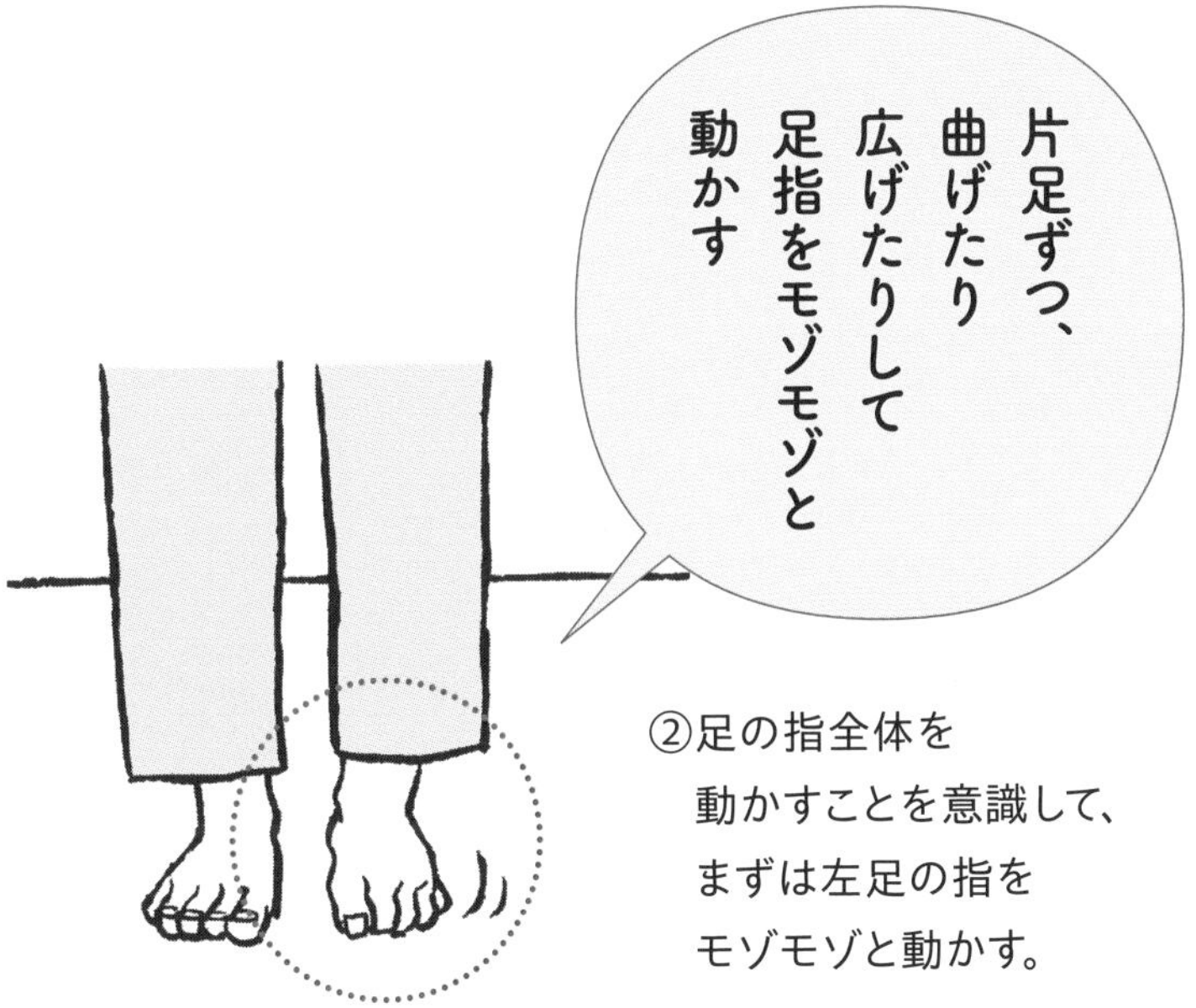
片足ずつ、曲げたり広げたりして足指をモゾモゾと動かす

②足の指全体を
動かすことを意識して、
まずは左足の指を
モゾモゾと動かす。

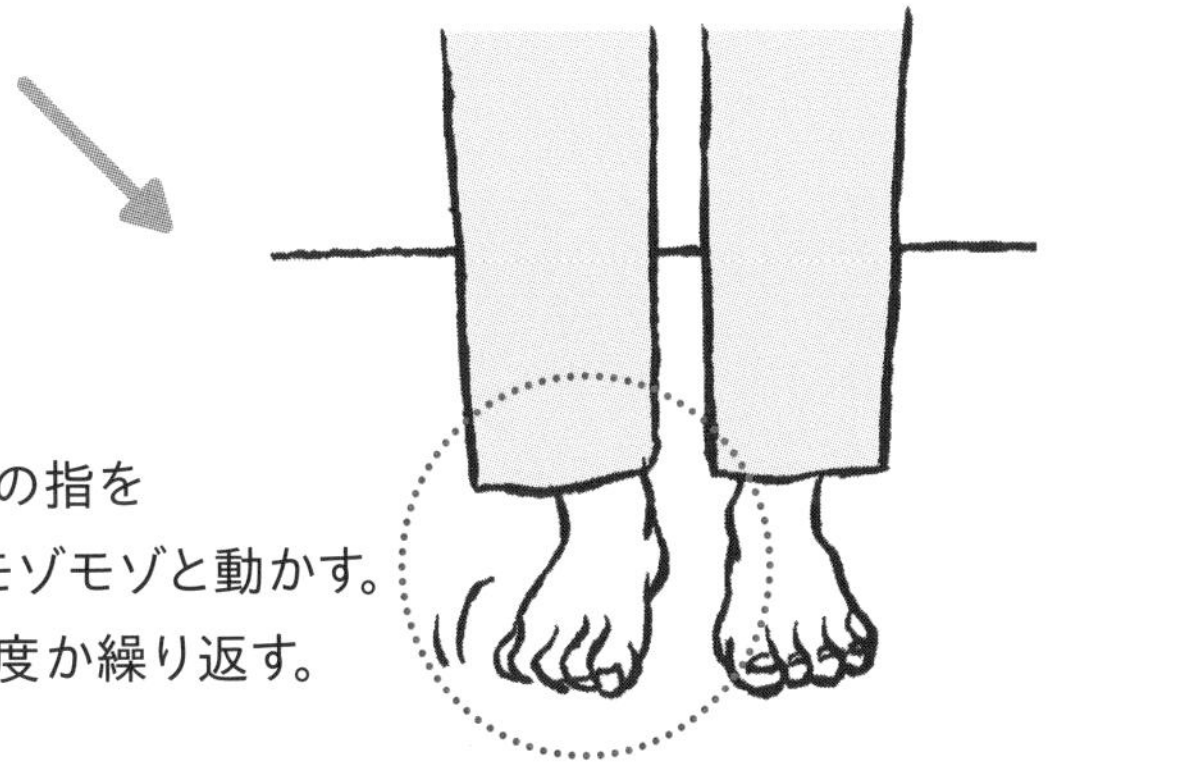

③次に、右足の指を
同じようにモゾモゾと動かす。
②、③を何度か繰り返す。

寝たきりにならないための
靴下のはき方

片脚立ちではけば、足腰を鍛える筋トレができる

皆さんは、ふだん、どのように靴下をはいていますか？

イスやソファに座ってはく。床やベッドに座ってはくなど、座りながらはくという人が多いと思います。

それだと、筋肉を鍛えることはできませんが、片脚で立ってはけば、たちまち足腰の筋肉のトレーニングになります。

足腰の筋トレになる ▶ P110

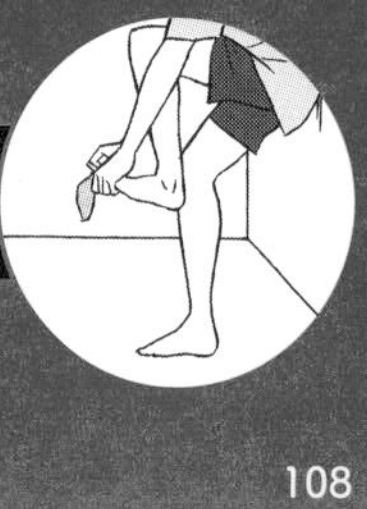

冒頭のＰ４でも片脚立ちで靴下がはけるかどうかのチェックをしましたが、できなかった人は「寝たきり予備軍」です。「寝たきり」にならないために必要な足腰の筋肉が衰えていますから、今日から鍛える必要があります。

この片脚立ちで靴下をはく動作は今日からできます。何もないところではバランスを崩してしまう人は、Ｐ１１０で紹介するように壁を支えにして行ってください。

また、**片脚立ちではくと、バランス感覚を強化することもできます。**のちの第５章で詳しく説明をしますが、**バランスを保とうとする動作は脳の衰え防止にもなることがわかっています。**

靴下をはくことは、毎日の習慣ですよね。

そういった習慣化された動きに鍛える要素を取り入れることで、ごく自然に毎日実践することが身についていきます。たった数秒のことですが、**毎日積み重ねていけば大きな効果。毎日やるのと、まったくやらないのとでは、大きな差になります。**

靴下のはき方

こんなときに…

靴下をはくとき、
靴下を脱ぐとき

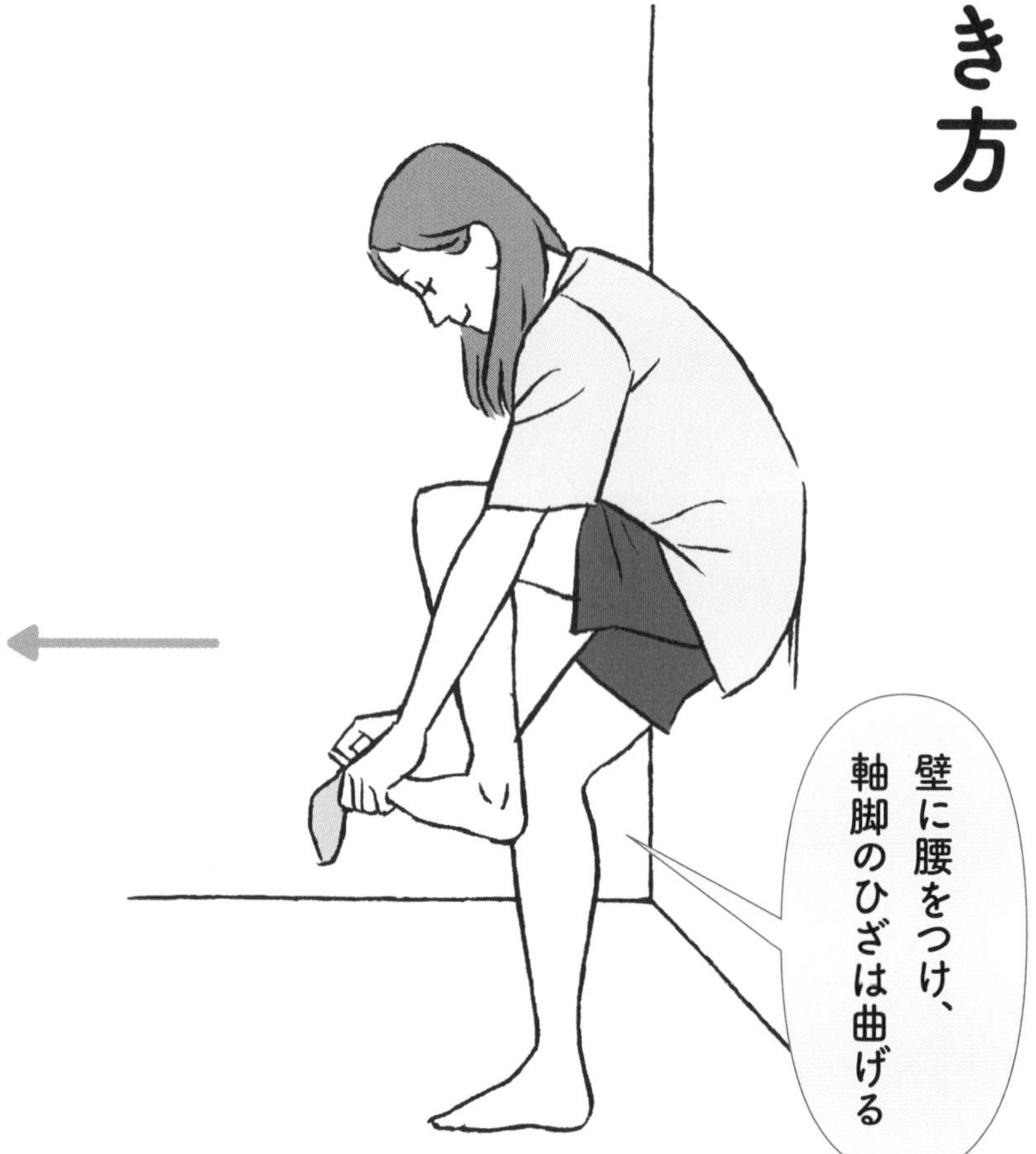

①壁を背にして立ち、腰の部分だけ壁につける。
軸脚のひざは軽く曲げ、靴下をはくほうのひざを持ち上げる。

靴下を片脚立ちではく

以前は立ってはけたけれど、今は座らないとはけない。それは足腰の筋力が弱っている証拠。

少々しんどくても座ってはくのではなく、片脚立ちではくようにしてみましょう。最初は壁を使ってOK。足腰の筋力がついてくれば壁の支えなしでもはけるようになります。慣れてきたらはくときだけでなく脱ぐときも行って回数を増やしましょう。

できる人は

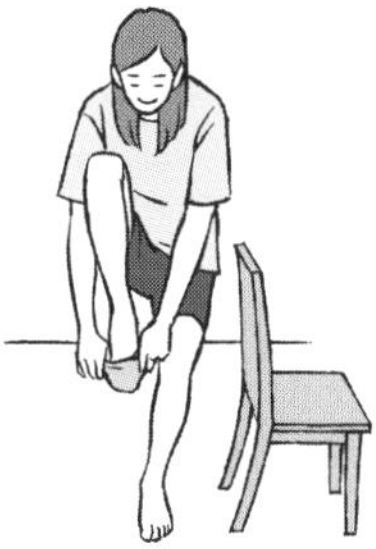

慣れてきたら壁を使わず行う

注意

※転倒の恐れがあるので、いつでもつかまれるものがあるところで行うこと

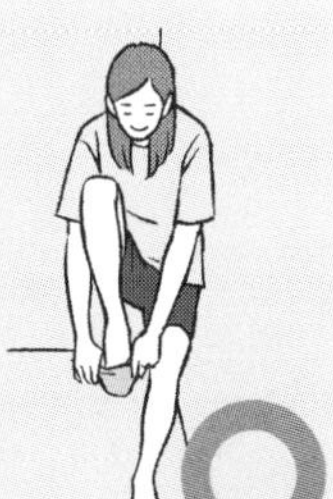

壁を横にして行ってもOK

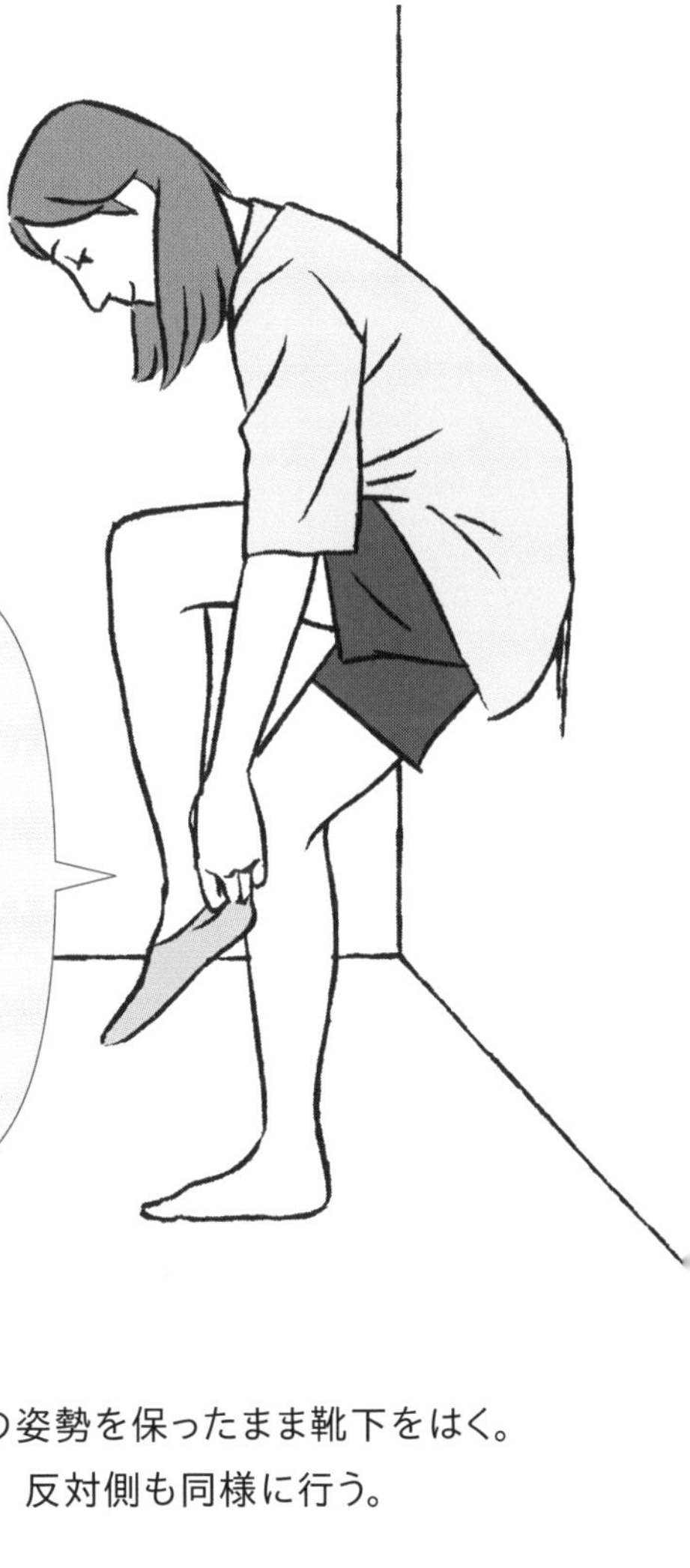

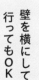

②①の姿勢を保ったまま靴下をはく。反対側も同様に行う。

胸のこりをほぐすマッサージ

こんなときに…

入浴中、テレビを見ているとき、仕事の合間、
駅で電車を待っているときなどちょっとした隙間時間に…etc.

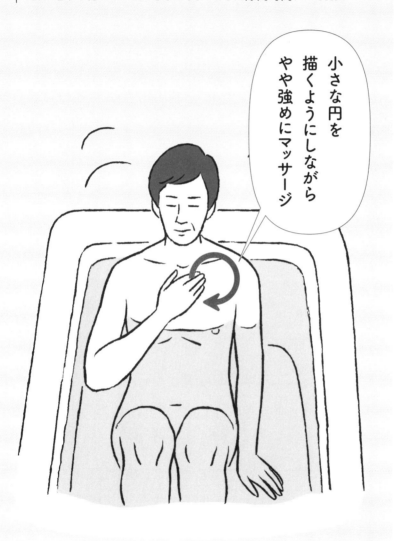

①左の鎖骨の下に、右手の指4本を当てる。
その指で小さい円を描くようにしながら、
やや強めにマッサージ。

こまめなマッサージで腕のしびれも予防

デスクワークなどで猫背姿勢が長時間続くと、肩と胸をつなぐ小さい筋肉「小胸筋《しょうきょうきん》」が硬くなりがち。硬くなるとすぐ下にある動脈を圧迫して、腕や手先のしびれや血行不良などを招いてしまいます。血行不良は筋力の衰えにも影響するので、気づいたときにこまめに小胸筋をマッサージしましょう。入浴中やテレビを見ているときなど、いつでもできます。

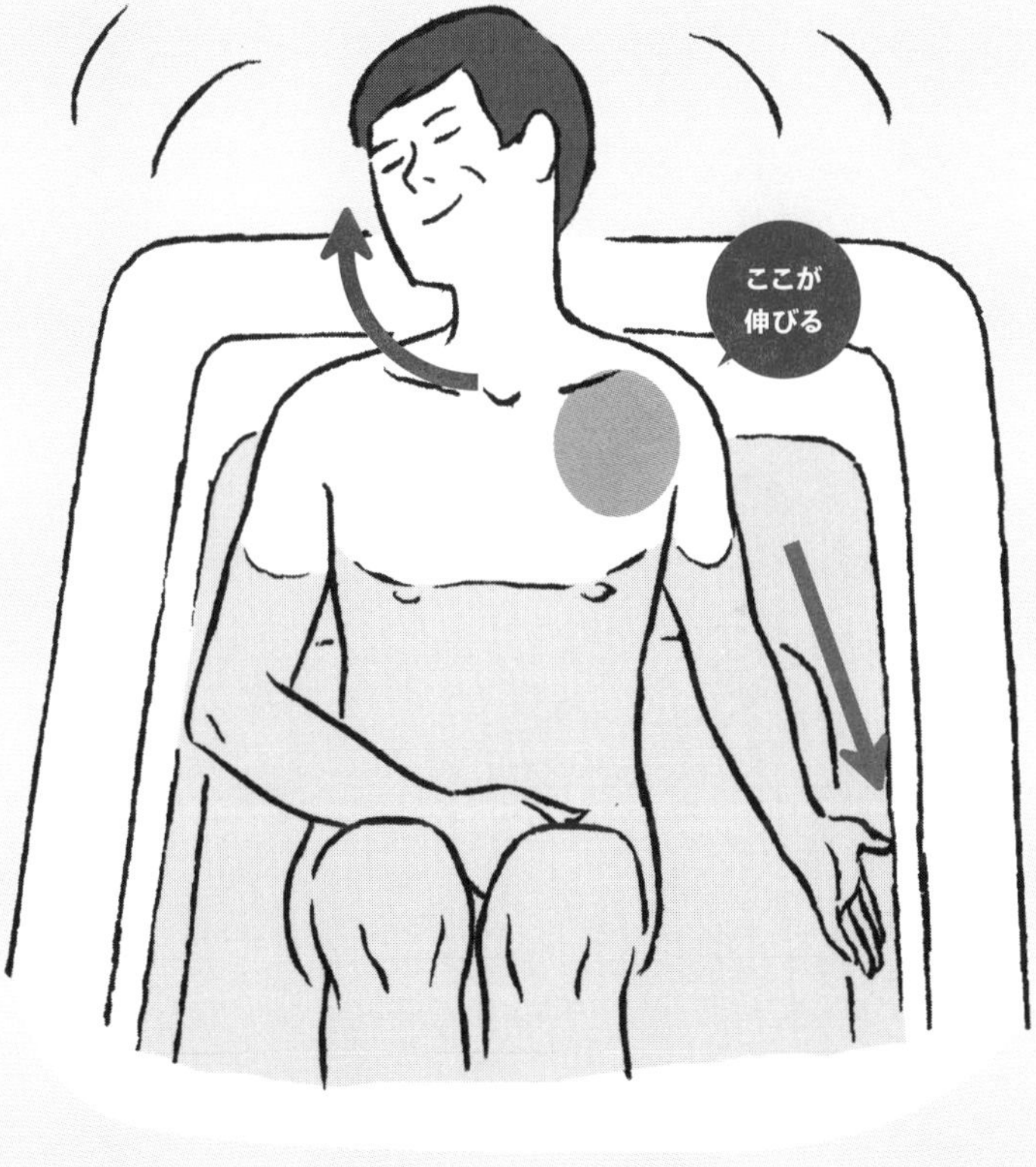

②マッサージをした左側の腕を斜め後方へ。手のひらを外側へ開くように
手首を曲げ、腕を斜め後ろに引っ張られるように伸ばす。
あごを反対側にしゃくり上げるように持ち上げてストレッチをする。
右腕側でも同様に①、②を行う。

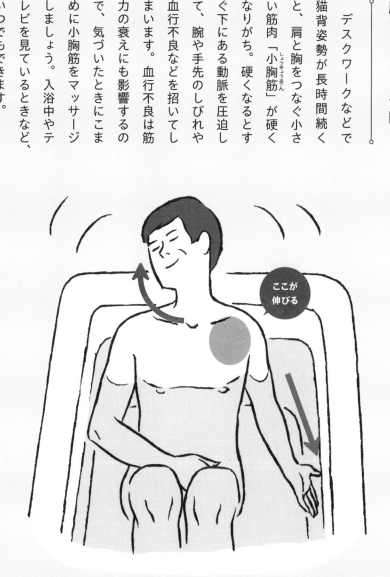

太もも裏側をほぐすマッサージ

こんなときに…

お風呂上がり、仕事の合間や休憩時間、
ちょっとした隙間時間に…etc.

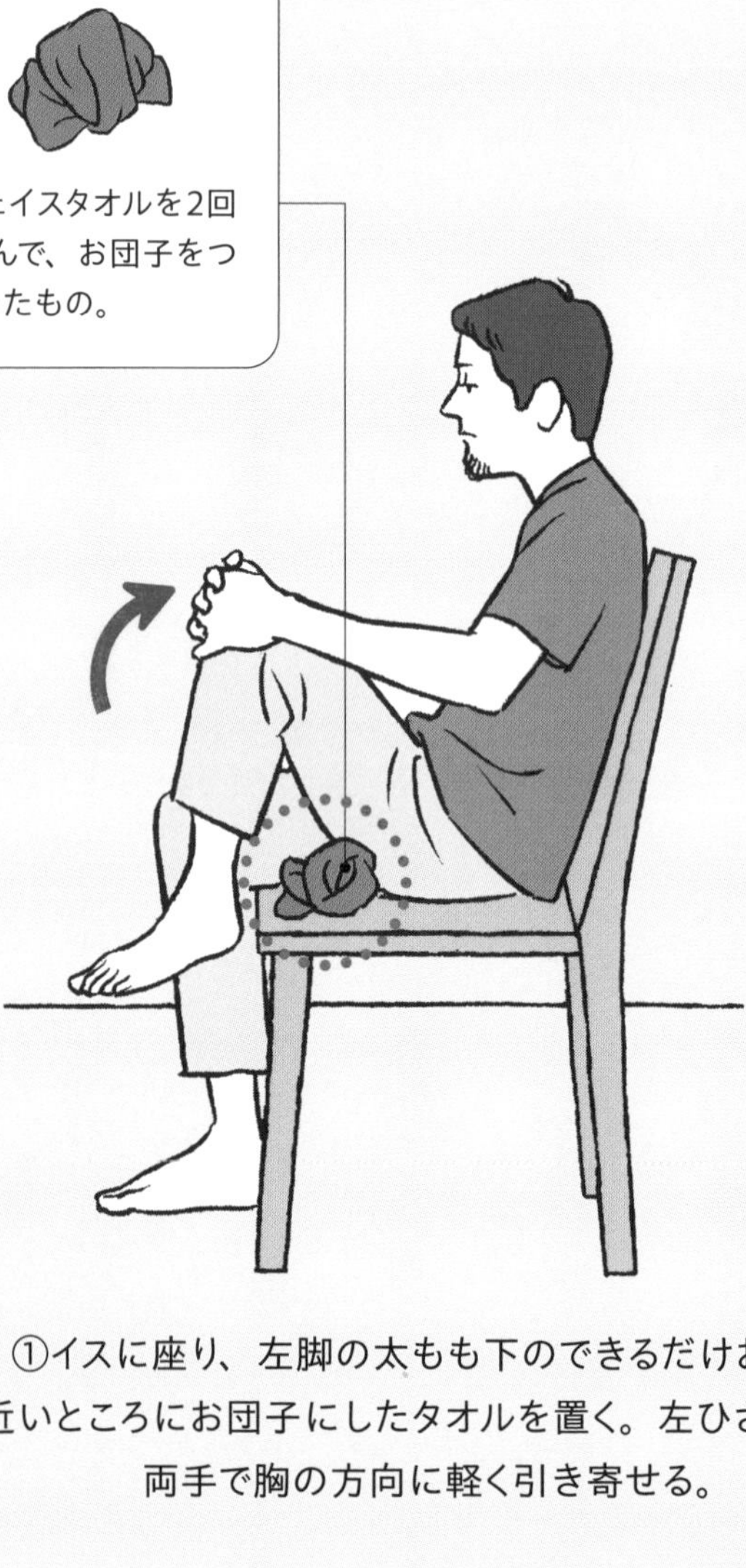

フェイスタオルを2回
結んで、お団子をつ
くったもの。

①イスに座り、左脚の太もも下のできるだけお尻に
近いところにお団子にしたタオルを置く。左ひざを曲げ
両手で胸の方向に軽く引き寄せる。

お団子タオルに脚をのせてほぐす

太ももの裏側は、非常に硬くなりやすいのでこまめにマッサージをするのがおすすめです。しかし、脚の前側とは違って裏側は手が届きにくく、自分の手ではうまくマッサージできません。そんな部位にはお団子状に丸めたタオルを活用すると効率的。タオルに太ももの裏側を置き、上から圧をかけることを何度か繰り返すだけで、硬くなった筋肉がほぐれていきます。

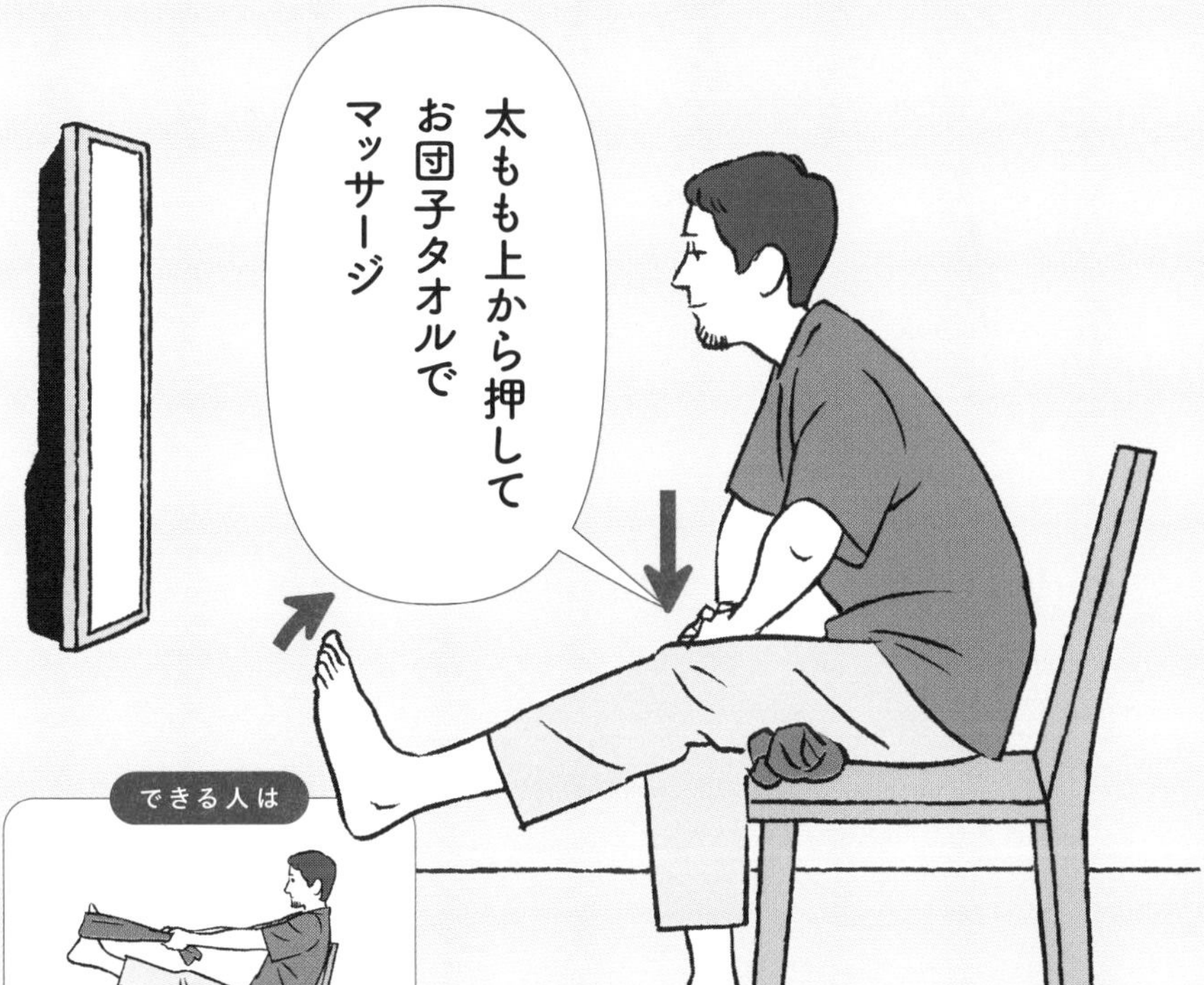
太もも上から押して
お団子タオルで
マッサージ

できる人は

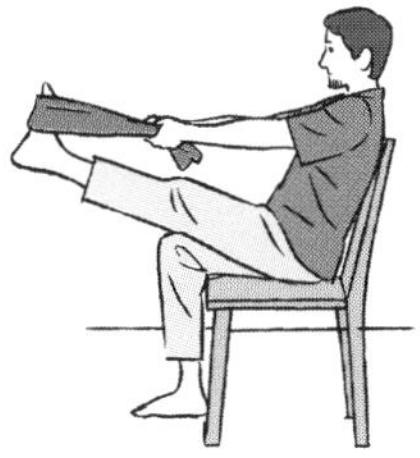

マッサージ後にストレッチも行う

フェイスタオルの両端を持ち、足の指にかける。ひざを伸ばし、かかとを遠くへ突き出すようにして太もも裏をよく伸ばす。

②左ひざを伸ばすと同時に、
左足首も手前に曲げる。
両手で左太ももを下に押して
太もも裏をタオルのお団子で3秒程度圧迫して
①に戻る。何回か繰り返したら右脚も同様に行う。

第3章

これだけはやっておきたい!

「寝たきり」にならないストレッチ

筋肉は伸ばさなければ、どんどん硬くなっていく

「年のせいで体力が落ちた」と口にする人が多いのと同じく、「年のせいで体が硬くなった」と言う人はとても多いです。

「体が硬くなった」のも、決して年のせいではありません。体を動かさなくなったことで、筋肉が硬くなってしまったことが原因。つまりは、「運動不足」なのです。

第1章では、筋肉は何歳からでも鍛えられるとお伝えしましたが、柔軟性も同じく何歳からでも取り戻すことができます。

硬くなってしまった体も、動かして伸ばしていけば必ずやわらかくなるのです。

とはいえ、前屈ができなくても命にかかわるわけではないし、「寝たきり」になるわけでもない。昔より体が硬くなったけれど特別困ることもない……。

そんなふうに思っていませんか?

それは、大間違いです。

「筋肉の硬さ」もまた、「寝たきり」にかかわるさまざまな要因の引き金になっています。

たとえば、姿勢の悪化。

太ももの裏側やふくらはぎの筋肉が硬くなると、立ったときに骨盤が後ろに傾いてしまいます。すると、まっすぐ立っているのが難しくなるため、ガニ股になりひざが曲がってしまいます。その**姿勢が股関節やひざ関節に負担をかけていき、腰やひざに痛みを生じてくると、「歩けない→筋力低下→寝たきり」とつながっていく**わけです。

また、P93でもお伝えしたようにふくらはぎの筋肉が硬くなっていると、歩くときに前に出した足のつま先が上に向きません。ふくらはぎが伸びないことで、つま先を上げようとしてもその動きが制限されてしまうからです。こういったことがつまずきや転倒の一因になり、転んで骨折をすれば、一気に「寝たきり」リスクは高まってしまいます。

体の硬さを侮ってはいけません。肩こり、腰痛、血行不良から起こる冷えやむくみなどの不調もまた、筋肉の硬さと大きくかかわっています。

筋肉によって、特徴や役割が違う

体にあるすべての筋肉を伸ばしたほうがいいのかというと、じつはそうではありません。

前のページで例に出した、歩くときの「つま先を持ち上げる動き」にかかわる筋肉は、ふくらはぎだけではなく、その表裏関係にある脛《すね》の筋肉との連携が必要です。

できる人は床にかかとをつけて、つま先だけぐーっと上げてみてください。ふくらはぎがぐーっと伸びるのと同時に、脛側の筋肉はぎゅーっと縮こまるのがわかるでしょうか。つま先を上げる際、ふくらはぎは伸びることで力を発揮しますが、脛は縮むことで力を発揮するのです。

また、ふくらはぎは動かさないと硬くなりやすく、脛は動かさないと筋力が弱ってしまいます。

このように筋肉には特性があり、それぞれ役割、ケアの仕方なども違ってくるのです。

硬くなりやすい姿勢維持筋など6つの筋肉をストレッチ

体の中でも特に硬くなりやすいのが、「姿勢維持筋」または「抗重力筋」と呼ばれる筋肉です。下半身の筋肉では太ももの裏側の筋肉「ハムストリングス」と、脚の付け根付近にある「腸腰筋」、ふくらはぎの「下腿三頭筋《かたいさんとうきん》」が、それにあたります。

地球上の生きものはすべて重力の影響を受けています。

私たち人間も重力に引っ張られているわけですが、その力に抗って姿勢を支えているのが姿勢維持筋（抗重力筋）です。

立っているときも、歩いているときも姿勢を保つために働いている「働き者」ですから、常に緊張しています。だからとても硬くなりやすいのです。

そして、**硬くなって伸びが悪くなると姿勢が崩れてしまい、それが腰痛などを招きます。大きい筋肉ですから硬くなったときの悪影響**も大きいのです。

さて、第1章～2章にかけて、「寝たきり」にならないためにやっていただきたいことを説明してきましたが、ストレッチもまた、やっていただきたいことのひとつです。Ｐ119で説明したとおり、硬くなった筋肉はさまざまな痛みや不調の原因になります。だからストレッチをして硬さを改善してほしいのです。

そして、「年だから、やわらかくならない」ということは決してありません。筋肉の柔軟性は何歳からでも取り戻せます！

もちろん本来は、できるだけたくさんの筋肉をストレッチしてほしいのですが、あれもこれもとなると大変に感じてしまいますよね。

そこで、**ここでは特に硬くなりやすく「一生、歩ける体」を維持するうえでも重要な働きをする6つの筋肉に絞りました。**

ストレッチして体をぐーっと伸ばすと、体も気持ちもすっきりしますよね。**ストレッチにはそういったリフレッシュ効果もある**ので、「やらなくちゃ」と身構えるのではなく、「気軽にできること」として習慣にしていってください。

ストレッチは高血圧の改善にも効果的

もうひとつ、ストレッチの効果をお伝えしておきます。

ストレッチには、「高血圧」を軽減する効果もあるのです。

血圧と血管は密接した関係にあって、血管が硬くなると血圧が高くなり、血圧が高くなれば血管がさらにダメージを受けます。

血管がダメージを受けると、脳血管疾患や心疾患など命にかかわるような疾患のリスクを高めてしまいます。

じつはストレッチをすると、筋肉の内側にある血管も一緒に伸びます。そのときに血管内部からは、血管をやわらかくする物質が分泌されるのです。

ですから、**定期的にストレッチをしていくと血管がやわらかくなり、血圧の上昇を防ぐことができる**のです。こういった効果はウォーキングにもあることが以前からわかっていましたが、近年、ストレッチのほうが効果が高いことが報告されました。

1 大《だい》殿《でん》筋《きん》

座ったときも立ったときも、骨盤を支えている大きな筋肉。この筋肉が硬くなると、姿勢が悪くなって腰痛の原因にもなります。P84の動作に、ひざを押し込む動きを加えているので、よりストレッチ効果がアップします。

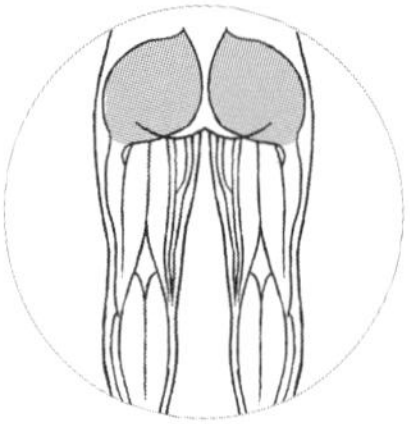

ここを伸ばす！

お尻の表層にある大きな筋肉。階段を上り下りするときなどでも活躍する。

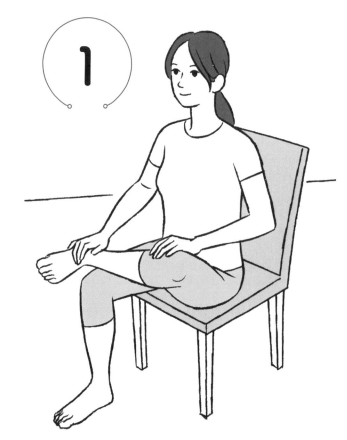

1

イスに座り、背すじを伸ばして左足のくるぶしが、右太ももの上にくるようにセット。左手は左ひざの上に添える。

30秒 キープ

左右それぞれ
2〜3セット行う

2

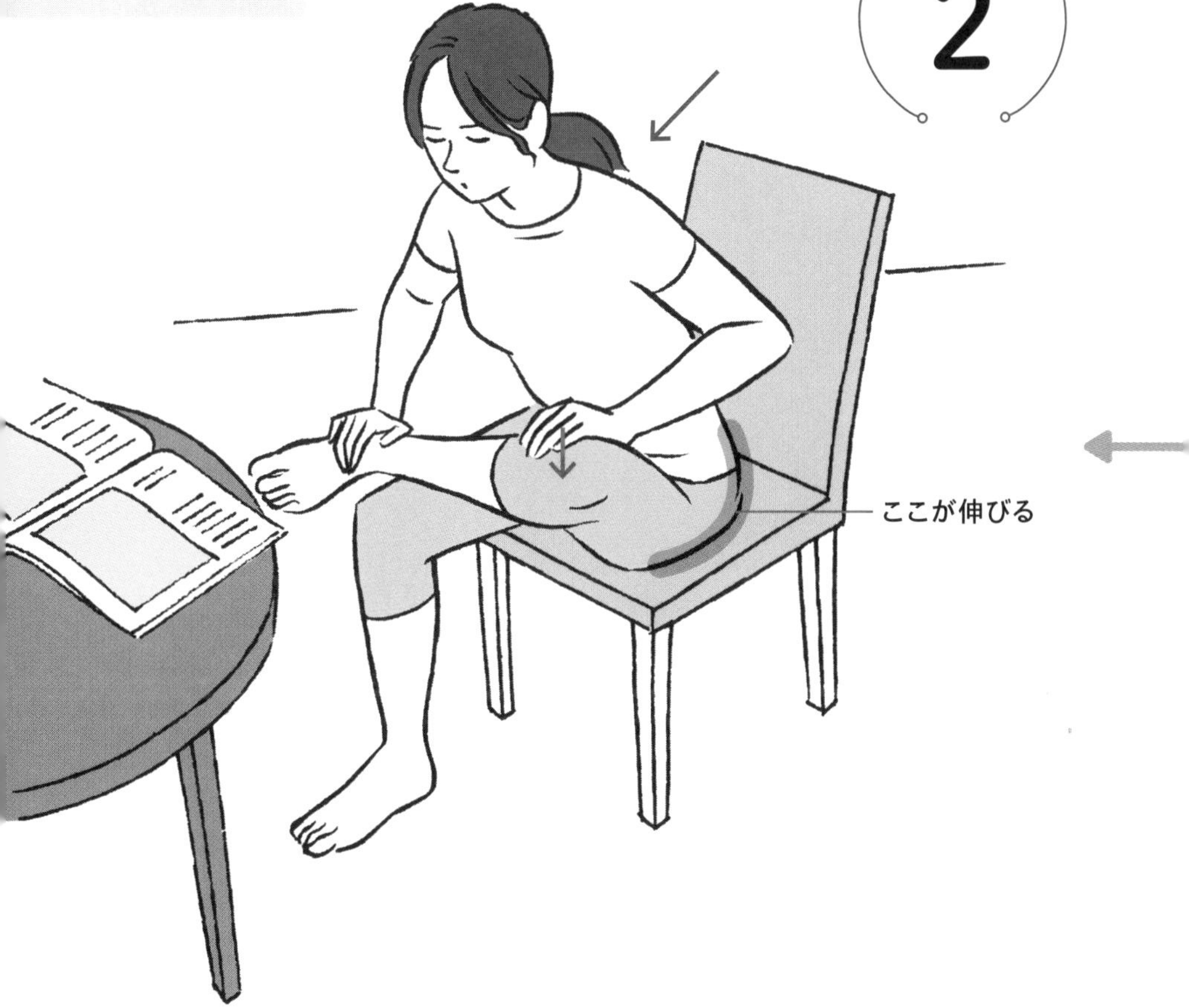

背すじを伸ばしたまま上半身をゆっくり前傾させる。同時に左手で左ひざを軽く下に押す。左脚側のお尻の筋肉の伸びを感じながら30秒キープ。これを1セットとし、2〜3セット繰り返す。右側も同様に行う。

2 腸腰筋《ちょうようきん》

ひざを高く上げて階段を上るときなどに大きな力を発揮。立つにも歩くにも重要な筋肉ですが、長時間の座り姿勢など、じっとしている時間が続くと硬くなってしまいます。姿勢が崩れて腰痛にもなりやすいので、しっかり伸ばしましょう。

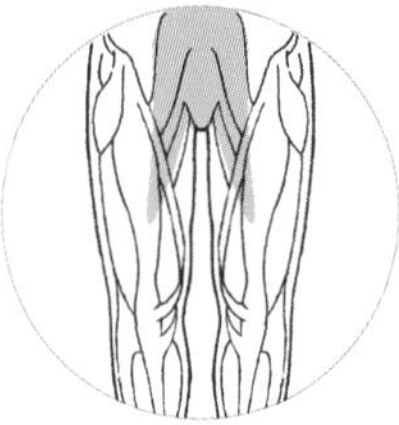

ここを伸ばす！

脚の付け根付近にある筋肉。上半身と下半身をつなぎ姿勢を安定させる役割もある。

1

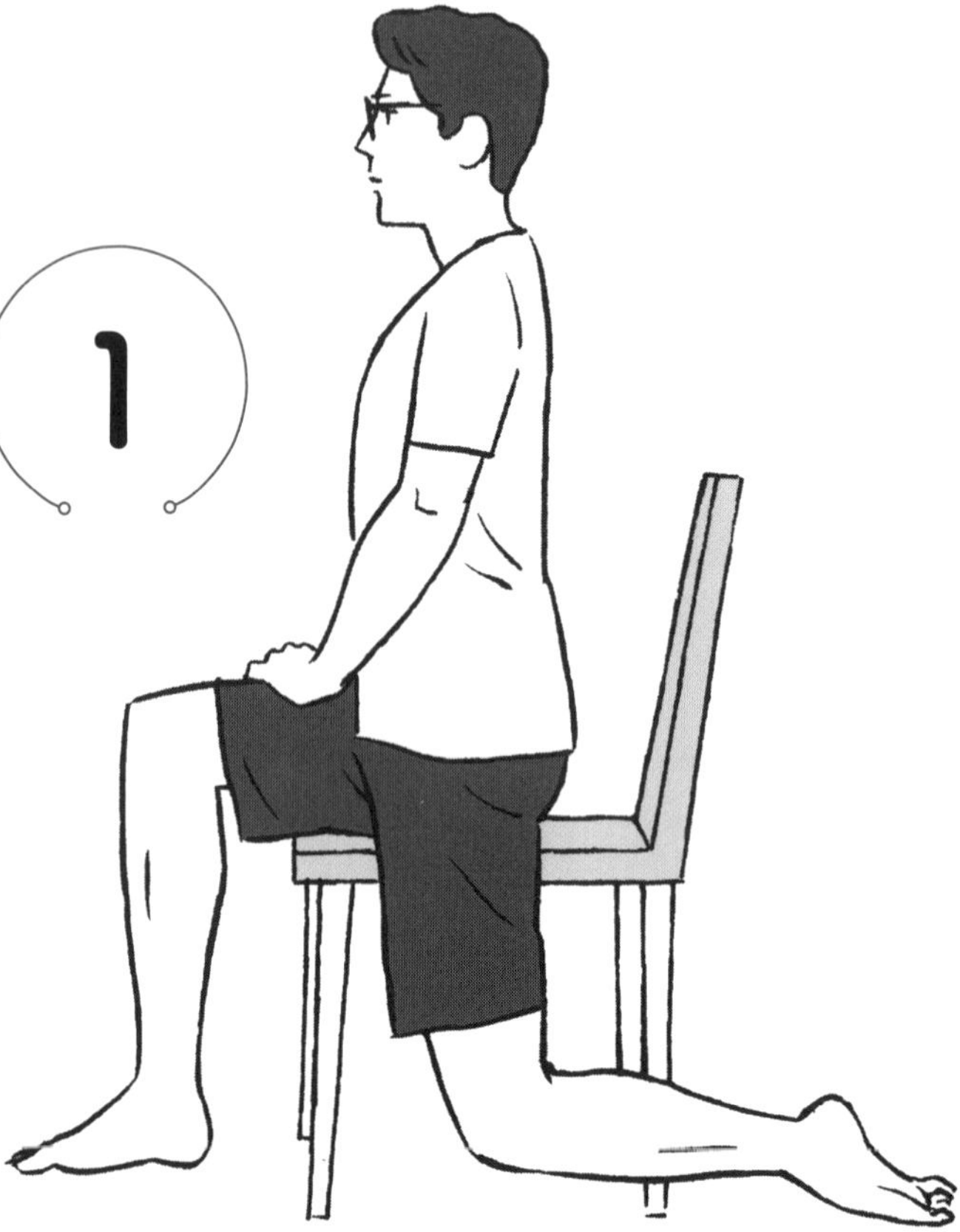

右脚だけをイスの座面にのせる。右手は座面に添えておく。左脚はひざを曲げて床方向へ下ろす。

30秒 キープ

左右それぞれ
2〜3セット行う

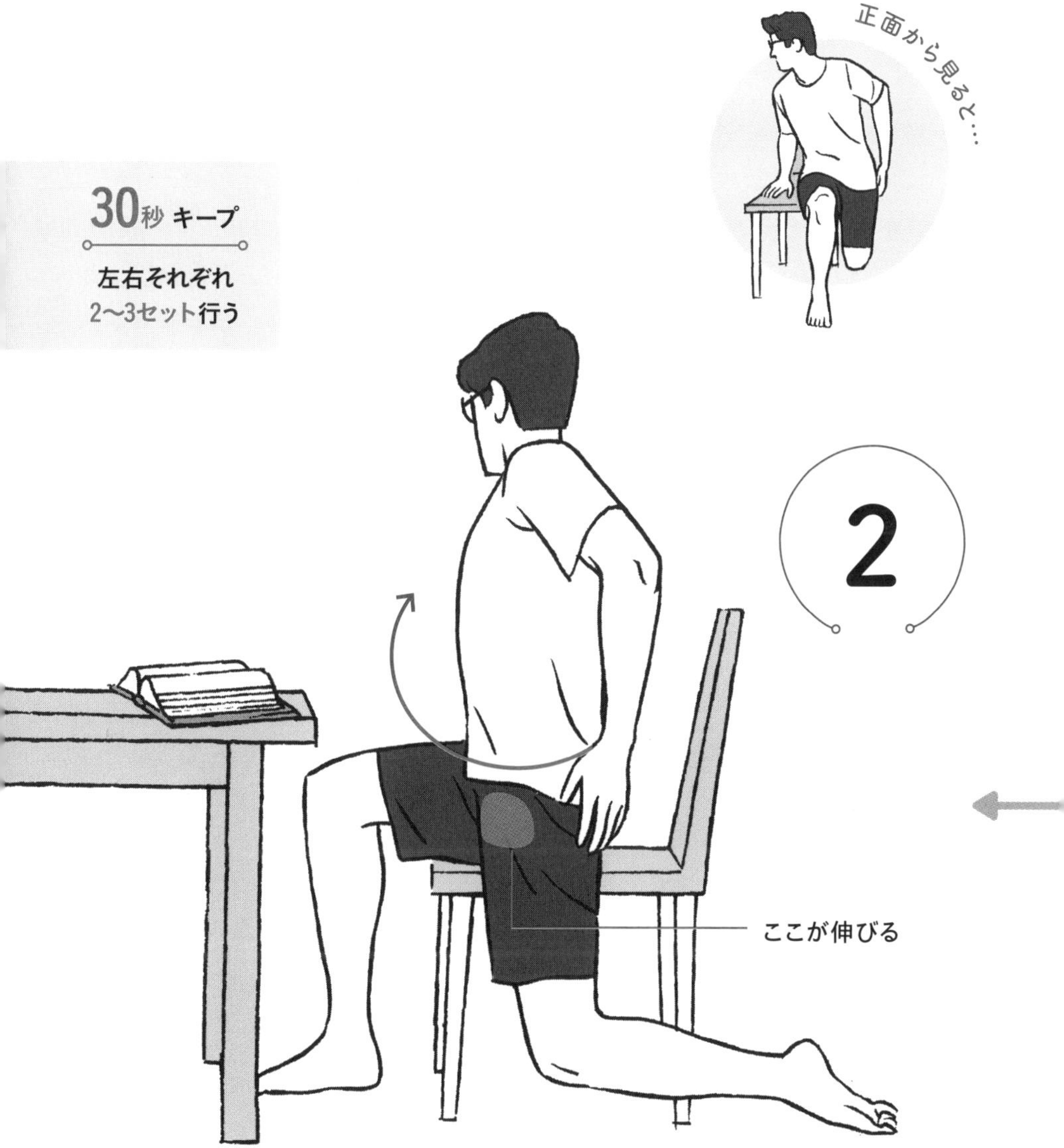

左のお尻を前に突き出すようにして体を右にひねる。左脚付け根あたりの伸びを感じながら30秒キープ。これを1セットとし、2〜3セット繰り返す。イスの右側に移動し、右脚も同様に行う。

3 大《だい》腿《たい》四《し》頭《とう》筋《きん》

イスから立ち上がるとき、歩行時に脚を前に出すときなどに活躍。硬くなると、立つ、歩くといった基本的な動作のときに力が入りにくくなります。転倒のリスクが高くなるのでこまめにほぐしましょう。

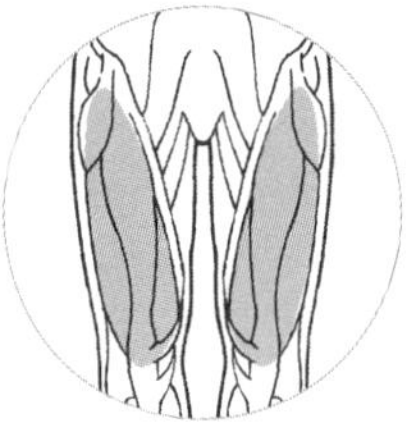

ここを伸ばす！

太ももの前側にあり、下半身を支えている筋肉。股関節やひざの動きにもかかわる。

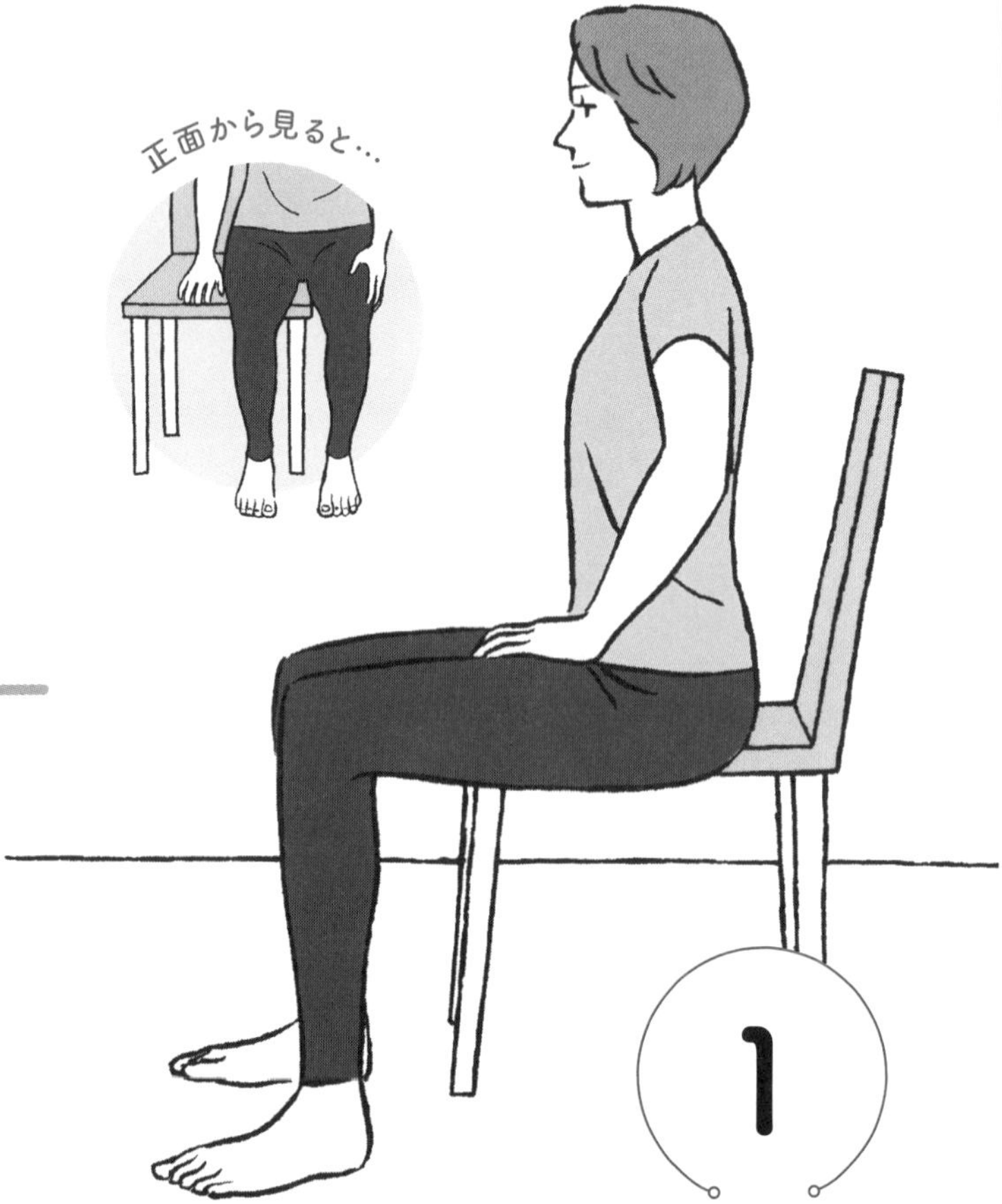

右脚だけをイスの座面にのせて座る。
右手は座面に添えておく。

30秒 キープ

左右それぞれ
2〜3セット行う

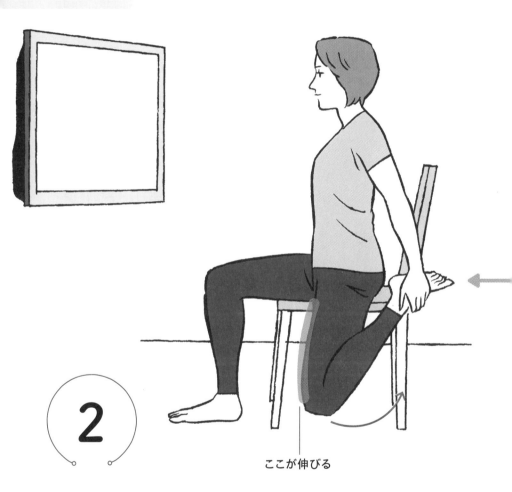

2

左足の甲を左手で持ちひざを曲げる。手で支えながらひざを後方へ引くと太ももの前側が伸びるので、その状態で30秒キープ。かかとをできるだけお尻に近づけるとさらに効果的。これを1セットとし、2〜3セット繰り返す。イスの右側に移動し右脚も同様に行う。

4 ハムストリングス

股関節とひざ関節をつないでいるハムストリングスは、ひざを曲げたり、股関節を伸ばしたりするときの主導役。大きな筋肉だけに、硬くなると腰やひざにも大きな負担が生じます。特に硬くなりやすい筋肉なので、よく伸ばしましょう。

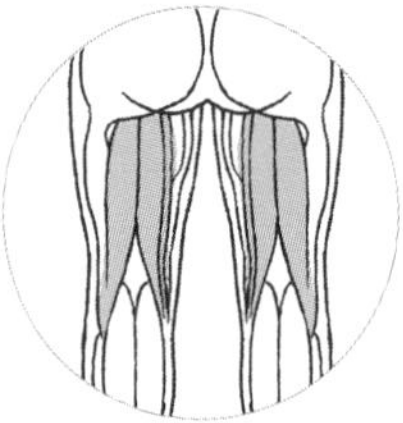

ここを伸ばす！

太もも裏側の大きな筋肉で、3つの筋肉で構成されている。肉離れも起こしやすい。

1

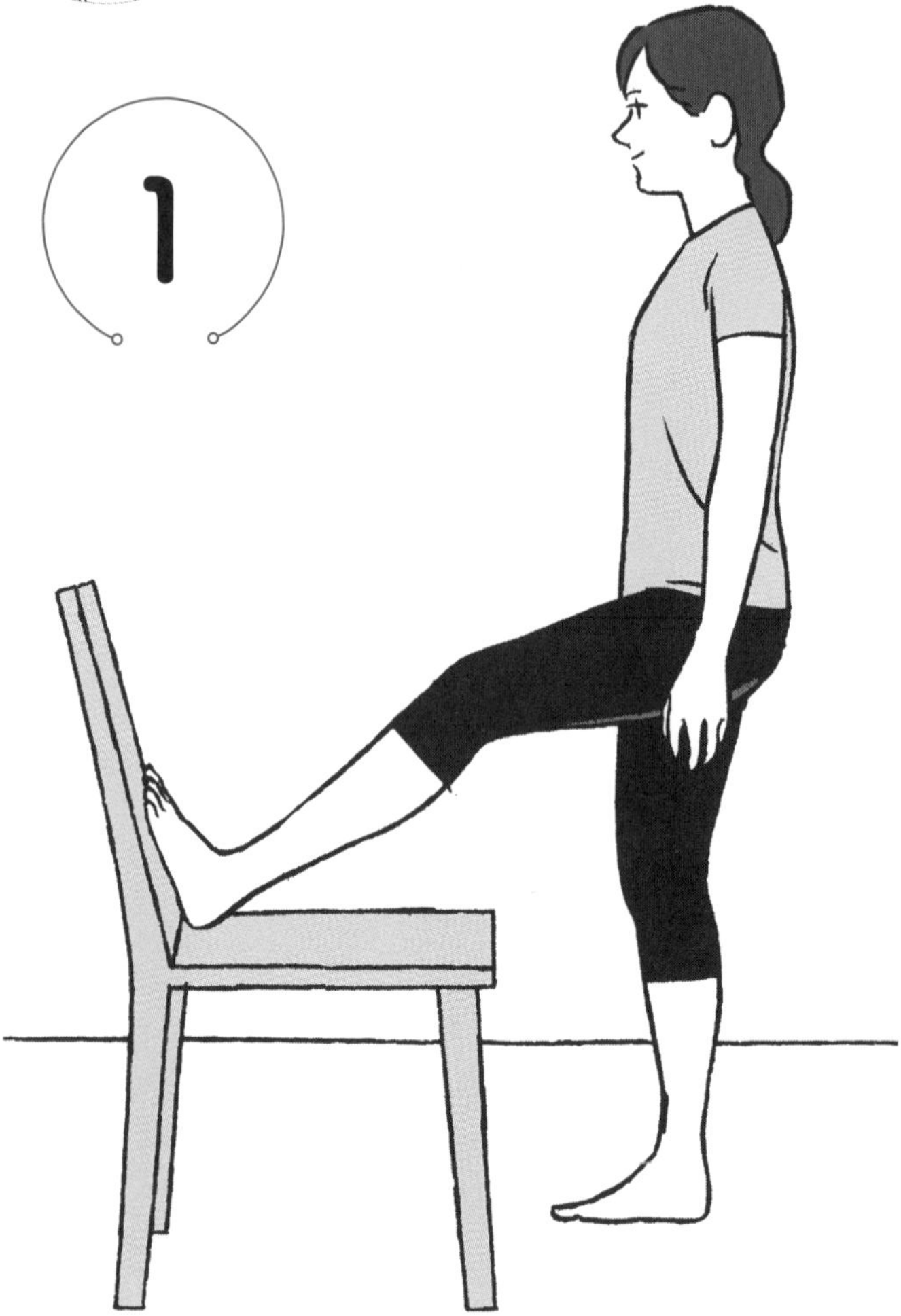

イスの前に立ち、左足のかかとを座面にのせる、足裏は背もたれにつける。

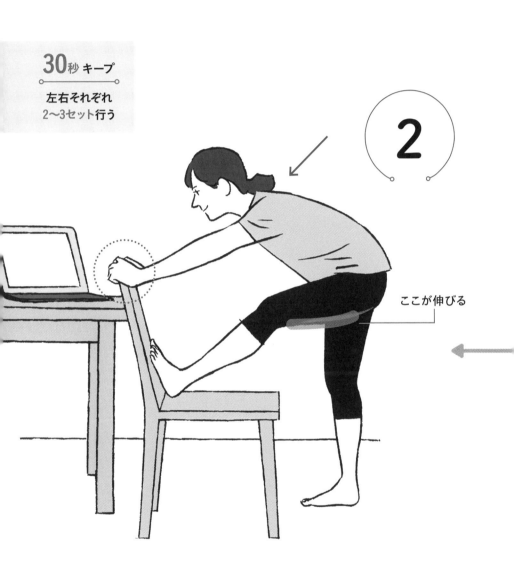

30秒 キープ

**左右それぞれ
2〜3セット行う**

2

前傾して背もたれを両手でつかむ。ひざは無理して伸ばさずに、軽く曲げておくと安全に行える。左太ももの裏側の伸びを感じながら、30秒キープ。これを1セットとし、2〜3セット繰り返したら、右脚も同様に行う。

5 足底筋《そくていきん》

柔軟性を失うと着地時の衝撃が吸収できなくなります。すると下肢の関節に負担がかかり、足も疲れやすくなります。また高齢者に多いかかと周辺の痛みや、足底筋膜炎の要因にもなります。よく伸ばすことはそれらの予防につながります。

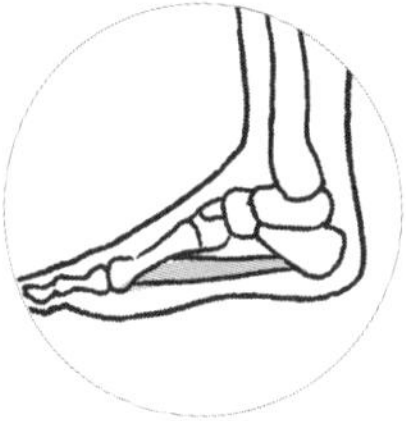

ここを伸ばす！

足裏にあるいくつもの筋肉の総称。歩くときの推進力にも関与する。

1

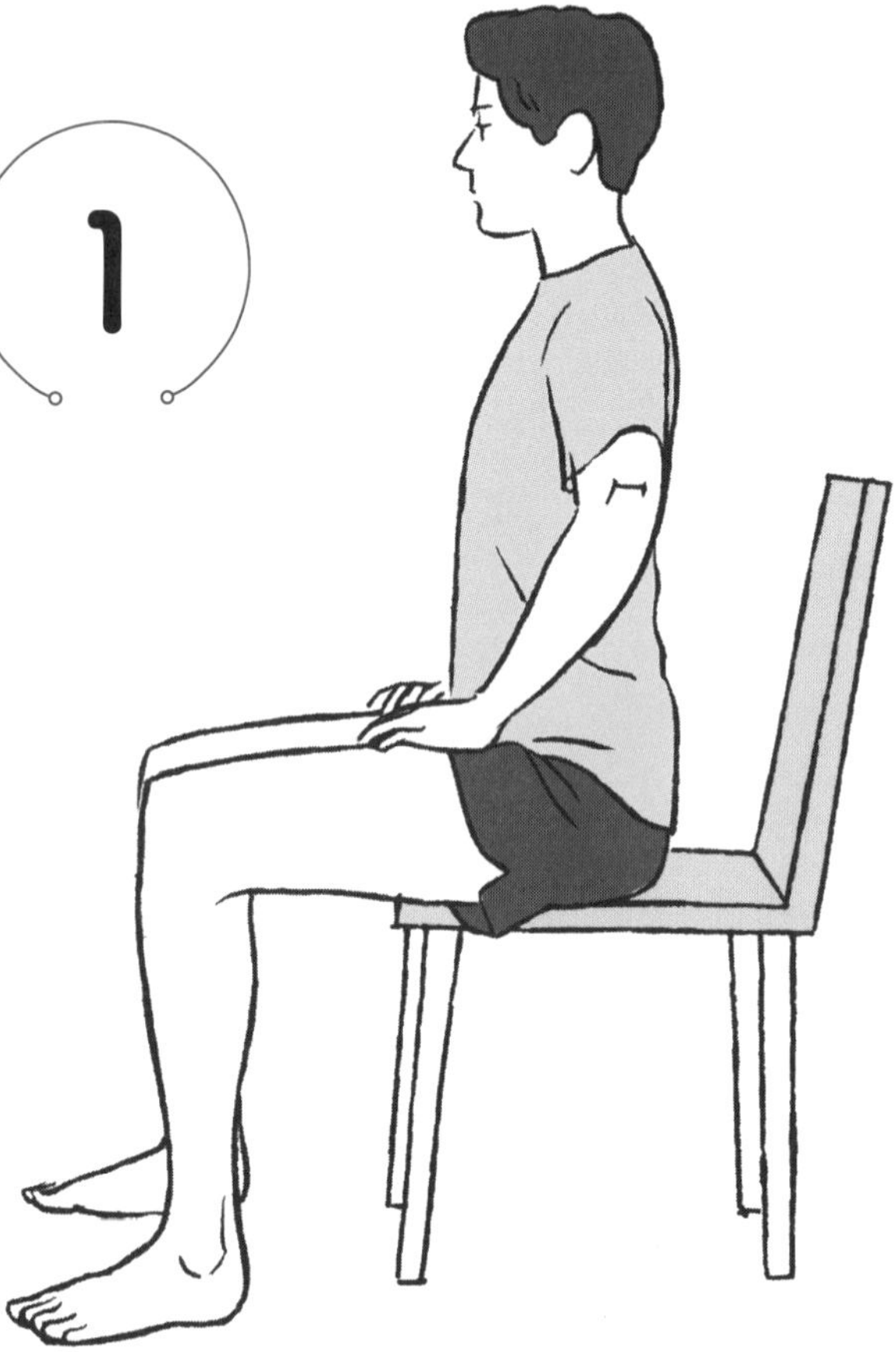

イスに浅く座って、背すじを伸ばす。

30秒 キープ

左右それぞれ
2〜3セット行う

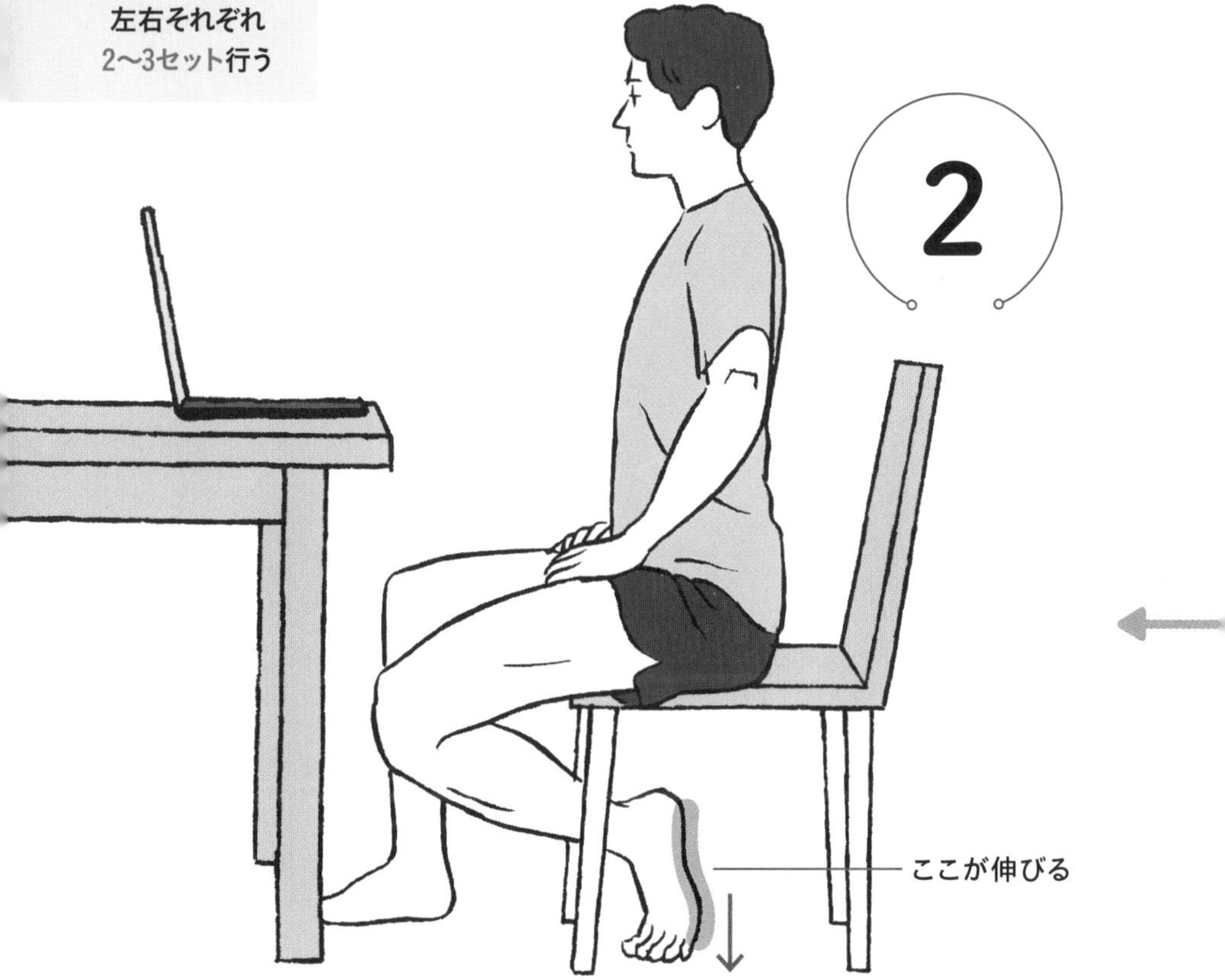

左足を座面の下に移動。かかとを浮かせ、つま先だけを床につけたら、足指でぐっと床を押す。足裏の伸びを感じながら30秒キープ。これを1セットとし、2〜3セット繰り返したら、右足も同様に行う。

6 下《か》腿《たい》三《さん》頭《とう》筋《きん》

歩くときや地面をけるときなどに活躍するのが下腿三頭筋。硬くなると脚の動きが悪くなり歩行中の転倒リスクが高くなってしまいます。また、ふくらはぎは血流とも深くかかわっているので、柔軟性が向上すると血流も促進します。

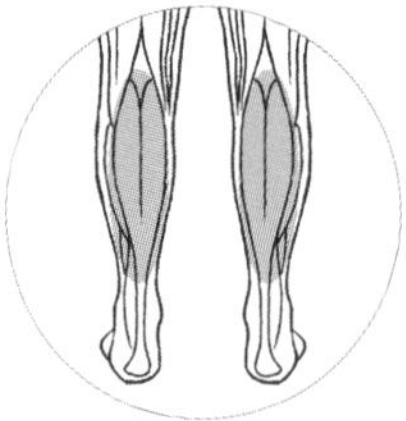

ここを伸ばす！

ふくらはぎにある筋肉。ひざ関節と足関節をまたぎ存在している。

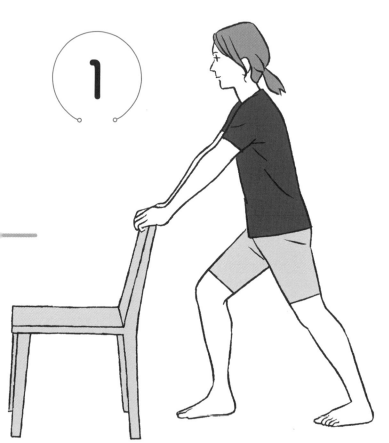

1

イスの後ろに立ち、両手で背もたれをつかんだら、左足を後方へ大きく引く。

30秒 キープ

左右それぞれ
2〜3セット行う

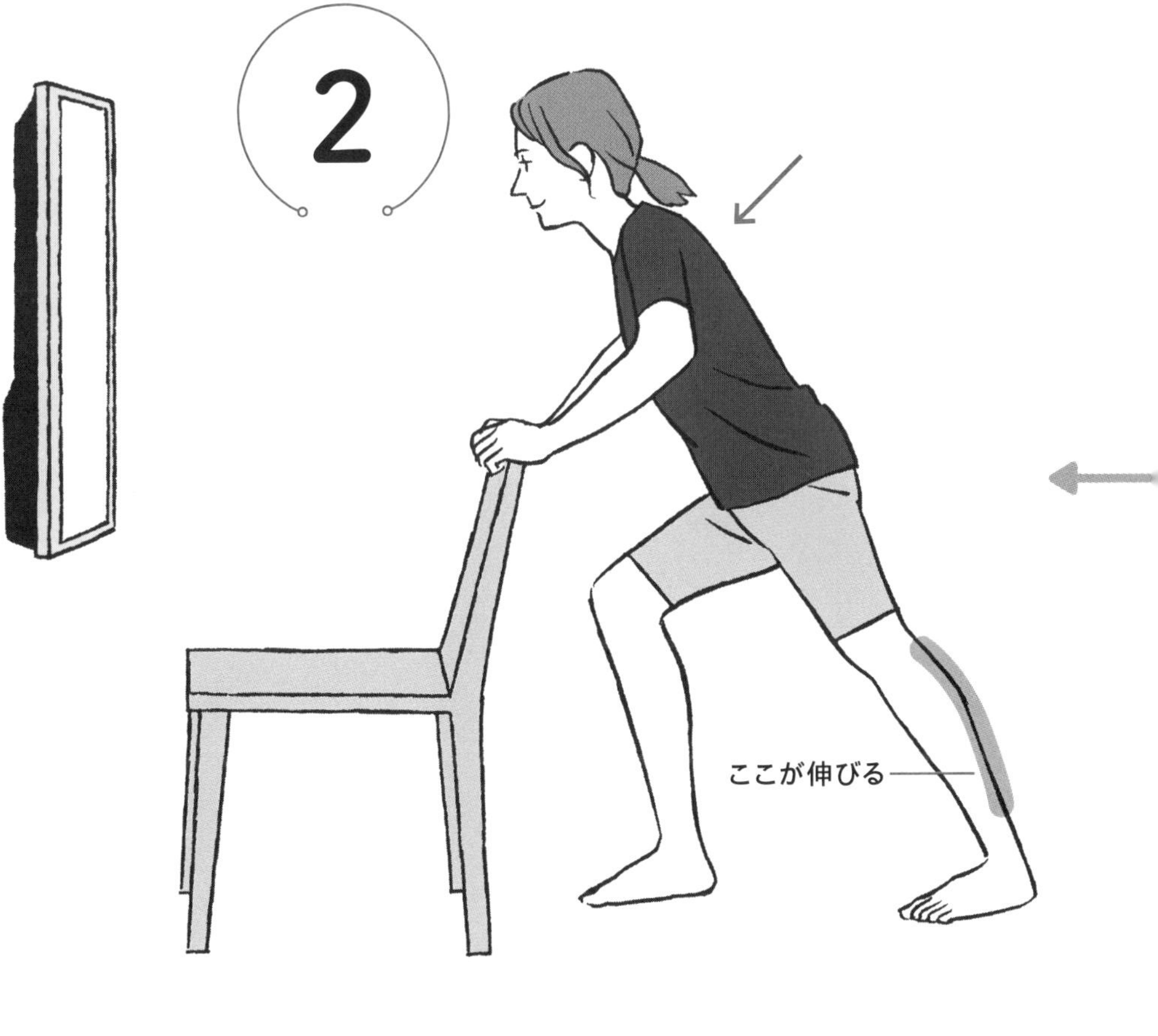

左足のかかとが床から浮かないようにしながら、体を前傾していく。右脚は軽く曲がってOK。左脚のふくらはぎの伸びを感じながら、30秒キープ。これを1セットとし、2〜3セット繰り返したら、右脚も同様に行う。

第4章

粗食、少食は
健康長寿の大敵!

栄養不足が
「寝たきり」を招く

「粗食がいい」は大きな誤解！いいどころか健康寿命を縮めている

「健康のためには、粗食がいい」「年をとったら、そんなに食べる必要はない」。そういった言葉を、皆さんも聞いたことがあると思います。

まず、左ページのチェックリストをご確認ください。当てはまるものがありましたか？どれもこれも、「健康に気をつかっている」という人からよく聞く言葉です。

さて、**「健康のためには、粗食がいい」**という話に戻しましょう。

はっきり言います。これは、まったくの誤解！

健康にいいどころか、粗食は健康寿命を縮め、「寝たきり」を招く可能性が高いとも言えます。

そして、「年をとったら、そんなに食べる必要はない」も間違いですし、チェックリ

こんな食生活をしていませんか？

- 肉は控え、野菜のみの食事にしている
- 食事は1日1～2回しかとらない
- 太りたくないので夕食はほとんど食べない
- 健康のために、定期的に断食をしている
- 牛乳などの乳製品を控えている
- とくに医者に止められているわけではないが、糖質を控えている

ストに並べた項目はどれも決して健康的な食事とは言えません。もしあなたが、ここに書いてあることを「健康にいい」と思って実践しているのであれば、いち早くやめることをおすすめしたいです。

それから、**高齢になればなるほど、3食をしっかりとる必要がある**ということも、私がお伝えしたいことのひとつです。

もちろん、持病があって医師から食事療法を受けているような人は別ですが、特別な理由がないのに、食事の量を減らすのは健康によくありません。

その理由を次のページからお伝えしていきます。

「寝たきり」の要因のひとつは「栄養不足」だった

ここまでの章で、「寝たきり」になる理由のひとつは「運動不足」からくる筋肉の減少や、筋力の衰えだとお伝えしました。

そして、**それに次ぐ大きな要因が「栄養不足」**です。

「飽食」とも言われるこの時代のこの国に栄養不足なんてことがあるのだろうか？　食べすぎを指摘されるならわかるけど……。などと、にわかには信じがたいと感じた人も多いかもしれません。

第1章でお伝えしたように、骨がスカスカになってしまう「骨粗しょう症」は「寝たきり」を引き起こす代表的な疾患ですが、その背景にあるのは「カルシウム不足」です。そして、何度もお伝えしてきた筋肉の減少や筋力低下に大きくかかわっているのが、「たんぱく質不足」なのです。

「筋力低下」「骨密度の低下（骨粗しょう症）」といった、「寝たきり」になる二つの大きな要因に栄養素の不足がかかわっているわけですから、食事の見直しなくして、「寝たきり」は避けられないというわけです。

だったら、カルシウムやたんぱく質を集中的にたくさんとればいい、と思った人もいるかもしれませんが、そうではないのです。たとえばカルシウムは、ビタミンDやKが不足すると吸収されません。たんぱく質をたくさんとっても糖質をとらなければ筋肉はつくられません。栄養素は、それぞれが単体で成り立っているわけではなく、ほかの栄養素を助け、あるいは助けられながら吸収されたり合成されたりして、体の一部になったり使われたりしていくのです。

ですから、**「野菜を食べていれば大丈夫」「納豆を毎日食べていれば健康」ではないのです。足りない栄養素があると、せっかくとった栄養素をうまく活用できません。さまざまな食材をバランスよく食べて、必要な栄養素を過不足なくとっていくことが大事**なのです。

カルシウム不足が引き起こす骨粗しょう症は日本の国民病

高齢者が「寝たきり」になるきっかけの約20％は大腿骨の骨折と言われていますから、骨折、そしてその大きな要因になっている「骨粗しょう症」は深刻な問題です。

骨粗しょう症患者はとても多く、全国で1000万人以上。その予備軍まで入れると2000万人以上いると言われており、今後ますます増えていくと予想されています。

原因はひとつではありませんが、主に「カルシウム不足」です。

日本人はカルシウムが豊富な乳製品をあまりとらない傾向にあり、カルシウムが不足しやすいのです。

では、本来どのくらいの量が必要なのかというと、目安は**「1日約700〜800㎎」**です。**コップ1杯の牛乳のカルシウム量は約220㎎ですから、**それだけで1日の必要量の4分の1以上がとれますね。

先述したように牛乳をとらないという人も多いのですが、牛乳はカルシウムの宝庫。

〔摂取量の目安は1日約700～800mg〕

牛乳コップ
1杯約220mg
＋
干しエビの
粉末
大さじ1杯
約570mg
＝
約800mg
とれる！
干しえび

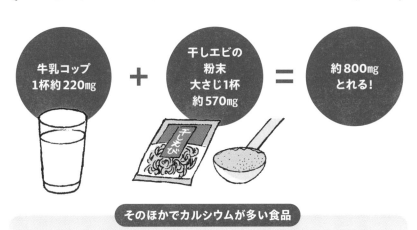

そのほかでカルシウムが多い食品

スライスチーズ（1枚）…約107mg　ヨーグルト（100g）…約120mg
木綿豆腐（1丁）…約360mg　納豆（1パック）…約45mg

効率よくカルシウムを摂取できるので、乳糖不耐症やアレルギーのない方は積極的にとってください。

もちろんコップ1杯の牛乳だけでは足りないのでプラスしなければなりませんが、私の**おすすめは「干しエビ」です。カルシウムの含有量が大さじ1杯で約570mgと、とても多い**です。

ミキサーで粉末にしておくとみそ汁に入れたり、ふりかけにしたり、冷奴にかけたりと幅広く使えます。「1日大さじ1杯は使う」と決めて常備しておくと、必要量をとることは、それほど難しくはありません。

日光に当たらない生活が、ビタミンD不足を招いている

Ｐ１４１では**「カルシウムはビタミンDが不足すると吸収されにくい」**とお伝えしました。ですからカルシウムだけでなく、**ビタミンDを摂取することも大事**です。

ビタミンDは魚やキノコ類などに含まれていますが、じつは必要量を食事から十分に摂取することは難しいと言われています。ただ、**日光に当たることで体内でも合成できるといううれしい特性**があるのです。

本来、日照に恵まれている日本ではビタミンDが不足する心配は少ないはずなのですが、それでも足りなくなってしまうのは、「運動不足」に並行するように、屋外での活動が減っていることも一因でしょう。

また、日焼け止めを塗ることが当たり前になり、なおかつその性能が上がっていることで、日光を強力に遮ってしまっているという傾向もあるのです。

日光の当たりすぎにはデメリットもありますから注意が必要ですが、**「骨粗しょう症」予防のためには、地域差はありますが１日10分程度は日光を浴びるようにしましょう。**

栄養価の高い牛乳は「寝たきり」にならない食生活の味方

「牛乳は健康によくないのですよね？」

と、質問をされることが少なからずあります。どうしてそんな情報が広まっているのか不思議ですが、「牛乳が健康によくない」ということはまったくありません。

免疫力の向上に働くビタミンAや、肌や髪の健康維持に欠かせないビタミンB²も豊富。そして、なんといってもカルシウムが豊富です。

近頃では、「牛乳をやめて豆乳にした」という声も耳にします。もちろん豆乳も悪いわけではないですが、カルシウムの含有量でいうと牛乳のほうがはるかに多いです。豆乳がダメなのではなく牛乳の代わりにはならないということです。

ちなみにカルシウムのとりすぎには注意が必要です。とりすぎた分は尿から排出されるのですが、一緒にマグネシウムも排出されるため「マグネシウム不足」になってしまいます。マグネシウム不足は、イライラを招いたりもするので、カルシウムの1日の摂取量は過剰にならないようにしましょう。

高齢者ほど、たんぱく質が必要。不足すると筋力低下の原因になる

「寝たきり」にならないためには、「たんぱく質」の摂取量を不足させないことが非常に重要になってきます。

たんぱく質は、筋肉はもちろん、骨や髪、血管などをつくる材料になります。

たんぱく質の摂取量が足りないと、いくら運動をしても筋肉がつくられませんから、筋肉量はどんどん減少してしまうのです。

しかしながら、「年をとったら、肉は食べないほうがいい」「野菜だけ食べるほうが健康的」などといった誤った健康情報を信じ、肉や魚などの大事なたんぱく源を避けて、「たんぱく質不足」を招いている人が多くいます。

繰り返しになりますが、そういった誤った健康情報が筋肉量の減少や筋力低下を招き

「健康」どころか「寝たきり」へと向かわせてしまっているのです。

1日に必要なたんぱく質の量は、「体重1kgあたり約1g」です。体重が50kgの人ならば1日約50g程度、60kgの人ならば約60g程度を目安にとるといいでしょう。

この目安量に年齢は関係ありませんから、よく耳にする「年だから……」はまったく関係ないのです。20代でも30代でも、80代でも90代でも、1日に「体重1kgあたり1g」のたんぱく質が必要です。

「年をとったら、肉はやめたほうがいい」は誤った情報ですし、むしろ、年を重ねた人ほどたんぱく質をとらねばなりません。

というのも、高齢になってくるとたんぱく質を合成する力が弱ってしまうのです。そのぶん、若いとき以上にしっかりとることを心がけていきましょう。

第2章では「筋力を鍛える体の使い方」を提案しましたが、それらも十分なたんぱく質の摂取があってこそ、やる意味があるのです。たんぱく質が不足していれば、いくらがんばって体を動かしても効果は減ってしまいます。

肉や魚は手のひらサイズで16～20gの含有量。たんぱく質を多く含む食材は？

しっかりとたんぱく質をとるためは、どんな食材にどのくらいの量のたんぱく質が含まれているか、左のページでチェックしてください。

たんぱく質が多いのは、基本的に肉や魚です。

肉や魚は、だいたい手のひら（手首から指の付け根くらいまで）の間にのるサイズで約１００ｇ前後あります。**その量の肉や魚で、たんぱく質の量は約16～20ｇ**です。

たとえば、昼と夜で、**肉と魚を１００ｇずつ食べれば、たんぱく質はだいたい30～40ｇ摂取**できます。体重60kgの人ならあと約20～30ｇ足りませんから、牛乳１杯、納豆１パック、卵１個、ヨーグルト１個を１日の食事の中に足せば、だいたい１日の目安量に届きます。

まずは、たんぱく質摂取の主軸になってくる肉や魚の含有量を、手のひらサイズをもとに覚えておくと便利です。

〔 手を使ってサイズ感を覚えておくと、便利！ 〕

肉、魚は手のひらサイズ（約100 g）で

たんぱく質16 ～ 20 g

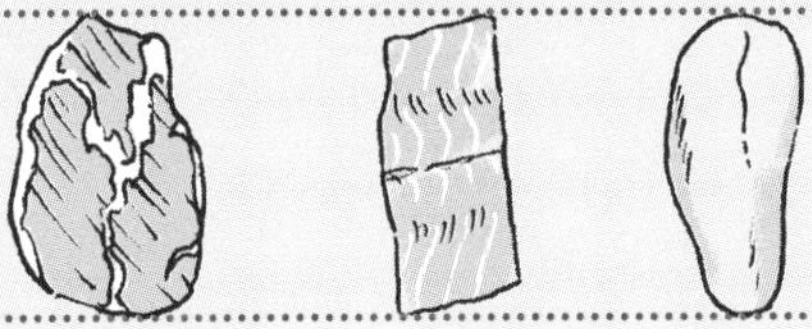

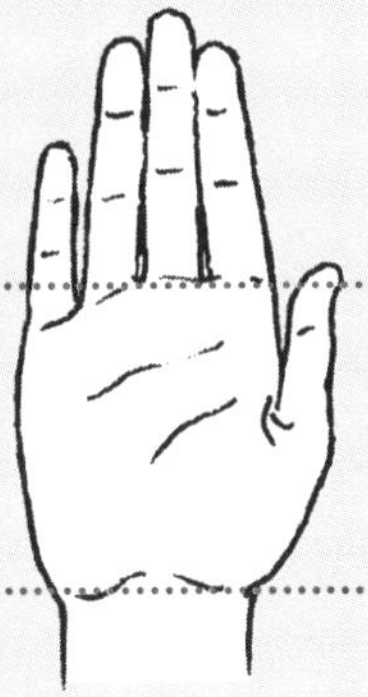

食材の厚みや形によって多少の差が生じることもありますが、目安として、だいたいのサイズ感を覚えておくと便利です。

〔 乳製品や大豆製品、卵もたんぱく質が豊富 〕

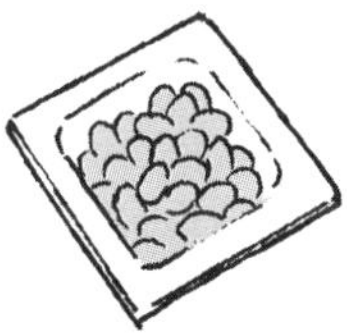

納豆　1パック（約50g）
たんぱく質約8g

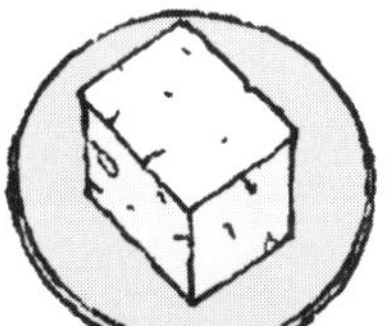

木綿豆腐　半丁（約150g）
たんぱく質約11g

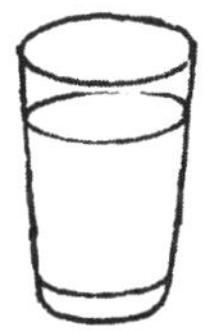

牛乳　コップ1杯（約200g）
たんぱく質約7g

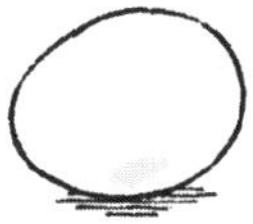

卵　1個（約60g）
たんぱく質約7g

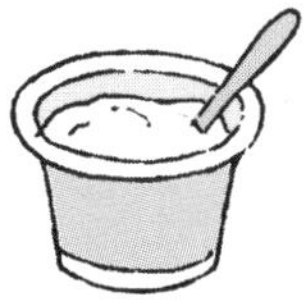

ヨーグルト（約100g）
たんぱく質約4g

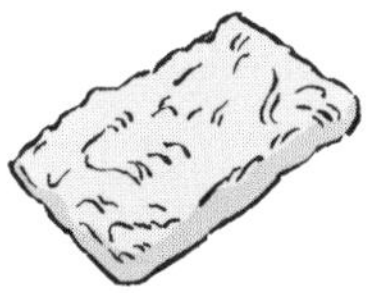

油あげ　1枚（約30g）
たんぱく質約7g

たんぱく質は3食バランスよくとる

たんぱく質は、朝食、昼食、夕食でバランスよく摂取しましょう。

たとえば、夕食でたんぱく質をとります。すると筋肉をつくる「合成」という作用が起こり、その後、エネルギーに変換されていく「分解」モードに切り替わります。睡眠中はずっと分解が続きますから、筋肉を効率的につくるためには、朝になったら、また朝食でたんぱく質をとって合成モードに切り替える必要があるのです。

しかし、**朝食でたんぱく質をとらないと、ずっと分解モードが続いてしまいます。そうなると筋肉がつくられません。**そして次に摂取するまでどんどんエネルギーとして使われていってしまうのです。だから、**毎食摂取をする必要がある**のです。

意識しないと、朝はパンだけ、昼はパスタだけというようにたんぱく質が少ない食事になりがちです。たとえば、朝食には卵をプラスする、牛乳を飲むなど、たんぱく質を含むものを1~2品加えるといいでしょう。

糖質もとらなければ筋肉がつくられない

近年、「糖質制限」や「糖質オフ」などという言葉が流行りました。そのせいか、「糖質が健康を害している」とか、「糖質はいらない」とか、まるで糖質が悪者のような扱いをされることもあります。

たんぱく質は筋肉の材料になりますが、じつは糖質がなければ筋肉に合成されません。

家づくりでたとえたら、筋肉は材木で、糖質はそれを組み立てる大工さんです。いくら材木があっても組み立てる人がいなければ、いつまでたっても家はできません。逆に、大工さんだけいても、材木がなければ家をつくることができません。

筋肉をつけるために「ひたすら鶏肉だけ食べる」とか、「糖質を控えて代わりにたんぱく質をたくさんとる」というのは意味がありません。もちろんとりすぎはよくありませんが、**筋肉をつけるためには「たんぱく質」と「糖質」、どちらも不可欠**です。

「寝たきり」にならないためには、朝食抜き、夕食抜きはＮＧ

「朝食は食べない」「1日2食にしている」という人がいますが、おすすめしません。

前のページでお伝えしたように、**たんぱく質はこまめに補給しなければ筋肉がうまくつくられませんから、朝食抜きや夕食抜きはよくない**のです。

また、**「朝食を抜くと、糖尿病のリスクが高くなる」という報告**もあります。

人間は食事をとると血糖値が上がりますが、健康な人ならば、すい臓から分泌されるインスリンというホルモンの働きによって、上がった血糖値は一定の範囲に戻ります。

しかし、「糖尿病」になるとインスリンの働きが悪くなるため高血糖の状態が続きます。

すると動脈硬化が進み、進行すると心疾患や脳疾患などを引き起こすこともあります。

糖尿病というと食べすぎのイメージがあるからか、食事の回数は少ないほうがよいと考える人もいますが、たとえば朝食を抜くとしましょう。

朝食を食べないと、前日の夕食後から昼食まで長い時間糖質をとらない状態が続きます。そんな空腹状態のなかやっとやってきた昼食ですから、体は糖分をしっかり吸収しようとします。そのため、血糖値が急上昇するのです。

すると大量のインスリンが分泌されることで、すい臓には負担がかかります。それが繰り返されていくとすい臓が疲弊してしまい、インスリンがうまく分泌されなくなってしまうのです。それが糖尿病の始まりです。

血糖値を急上昇させないためには、毎日3食をとって、空腹の時間を長くしないことが大事です。

もちろん糖質のとりすぎはよくありませんが、「糖質抜き」の食事を長く続けると、いざ、とることを再開したときに、体はやっと入ってきた糖質をここぞとばかりに吸収します。体は、「次にいつ糖質が得られるかわからない」という危機感から、糖質を脂肪に変えて体にため込もうとします。

「糖質抜きダイエット」なども流行りましたが、極端な糖質制限は健康を害することにもつながります。

食事の90分後の軽い運動が糖尿病や肥満の予防になる

「糖尿病」の予防や「肥満」の対策には糖質を抜くよりも、食後30〜90分を目安に運動を行うほうがずっと効果的です。

前のページでも触れたように、食事をすると血液中の糖が増えて血糖値が上がります。その糖は、インスリンの働きによって、「肝臓」「筋肉」「脂肪」の3つの場所に振り分けられていきます。

まず一定量は肝臓に送られます。肝臓に蓄えられた糖は、生命維持や脳のエネルギー源として少しずつ使われます。

残りは筋肉と脂肪に分配されます。筋肉に送り込まれた糖は、筋肉を動かす際のエネルギーとして使われます。

では、脂肪に送り込まれると……「体脂肪」になります。これが肥満の原因です。

だから、**できることなら脂肪に送り込まれる量を減らしたいですね。じつは、それをコントロールできるのが運動**なのです。

どうして糖が脂肪にいってしまうのかを考えてみましょう。

体にある筋肉をタンクだと考えてみてください。そのタンクが大きい（筋肉量が多い）と、たくさんの糖を受け入れることができます。でも、タンクが小さい（筋肉量が少ない）と、糖が少ししか入りませんから、脂肪にまわすしかないのです。タンクが小さいのに糖を大量にとり続けたら、脂肪が受け取る糖の量がどんどん増えてしまいます。

そして、いつも糖が多すぎて、行く場所を振り分ける能力さえも悪くなってしまったのが糖尿病というわけです。

脂肪へ届く糖の量をできるだけ少なくするためには、筋肉のタンクを大きくすればいいのです。つまり、筋トレで筋肉を増やせばタンクが大きくなりますよね。

それから血糖値がもっとも上がるのが「食事の約90分前後」と言われていますから、それまでにできるだけタンク内の糖を少なくしておくことも得策です。

そうすれば、新しい糖が入る隙間ができるからです。そのためは、運動をして筋肉を動かし、タンク内の糖を消費しておくことが必要というわけです。

「食事の直後の運動はよくない」と聞くこともあるかもしれません。たしかに、ハードな運動は胃腸に負担をかけてしまいますが、ウォーキングや軽いトレーニングならば問題ありません。やらないより、やったほうがずっとメリットがあります。

一生歩ける体をつくるために、「1日14品目」の食習慣がおすすめ

この章でお伝えしてきたとおり、健康にいい食材だからといって、そればかり食べ続けていては、健康になれません。いくら筋肉や骨の材料になるからといって、たんぱく質ばかり、あるいはカルシウムばかりとっていても吸収されないのです。

大事なのは、「バランスのいい食事」。

さまざまな食材をバランスよく食べ、必要な栄養素を過不足なくとる。それこそが、「寝たきり」にならない、一生歩ける体をつくるための食事で、もっとも重要なことです。

では、どうすればバランスよく過不足なくとれるのでしょうか。

まず、**栄養素というのは「糖質」「たんぱく質」「脂質」「ビタミン」「ミネラル」「食物繊維」の6つ**に分けられます。この6大栄養素すべてをとる必要があるのです。

そのために私が推奨しているのが、「14品目」食事法です。

これは、「穀類」「肉類」「魚介類」「豆・豆製品」「卵」「牛乳・乳製品」「緑黄色野菜」「淡色野菜」「キノコ類」「海藻類」「イモ類」「果実」「油脂類」「嗜好品」の14品目を「1日1回食べる」というものです。

ただし、ごはんやパンなど、主食となる穀類は毎食食べてOKとしています。

たとえば朝食にごはん、焼き魚、わかめの味噌汁、青菜のおひたしをとったとしましょう。これで、「魚介類」「海藻類」「緑黄色野菜」がとれたことになります。

昼食ではごはん、豚肉のしょうが焼き、キャベツの千切り、キノコの味噌汁、フルーツ。「肉類」「淡色野菜」「キノコ類」「果実」もクリアできます。

夕食では、朝食、昼食でとらなかった品目をとっていきます。

こうやって1日の3食の中でひとつひとつクリアしていくと、14品目をとることはそれほど難しいことではありません。

そして、前述した6大栄養素を過不足なくとることができます。

また、この食事法は、カロリー計算なども不要です。14品目を過不足なくとっていくと、カロリーが過剰になりにくくなります。

ちなみに、「嗜好品」というのは、お菓子やお酒などです。

ほかの品目と違い、体をつくるうえで必要というものではありませんから、無理にとる必要はありませんが、ほどよくとることは心身にいい影響があります。

ときに、よかれと思って「お酒は我慢」「甘いものはとらない」など、極端に制限する人がいますが、それではストレスがたまってしまう人もいます。ストレスの反動で、暴飲暴食してしまったら元も子もありません。ただし、とりすぎはよくありませんから、ある程度量をコントロールする必要があります。

自分ではバランスよく食べているつもりでも、実際はかなり偏食だったという人は少なくありません。こうやって**食べる品目を把握していくと、自分が不足しがちな栄養素もわかっていき、食事への関心も高まります。**ぜひ、実践してみてください。

第5章

認知症予防の新事実!

「脳の衰え」はウォーキングで防げる

ウォーキングなどの有酸素運動が、認知症予防に効果的

将来、「寝たきりになりたくない」と同じくらい、「認知症になりたくない」と願っている人は多いと思います。

「認知症」と「寝たきり」。この二つはほぼセットと考えてもいいでしょう。認知症になれば、自由な行動が減って筋力が衰えてしまうことはもちろん、脳の衰えが進行すればやがて歩行障害なども起こしてしまいます。また、ケガや病気で「寝たきり」になると、それまで何ともなかった脳がたちまち衰える……、これも稀なケースではありません。

脳も筋力も、「一生歩ける体」でいるためには、どちらも衰えを予防しなければなりませんが、そのために有効なのは、ウォーキングなどの有酸素運動です。

体力の維持向上に有酸素運動が効果的なことはこれまで何度かお伝えしてきましたが、じつは、**有酸素運動のなかでもウォーキングや軽いランニングには、「脳の衰え」を予防する効果があることが明らか**になっています。

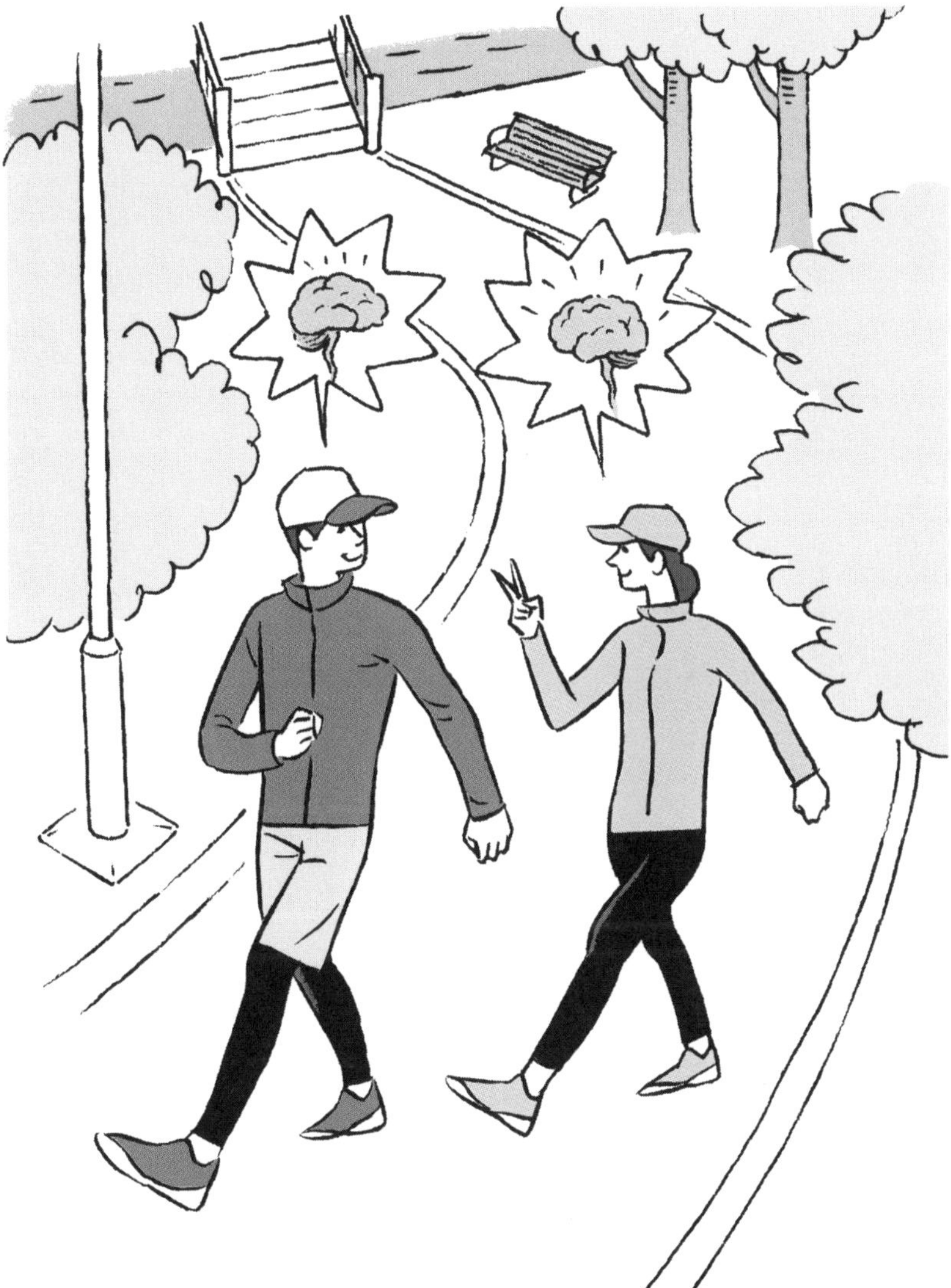

ウォーキングで記憶をつかさどる海馬が大きくなった

脳には、「海馬《かいば》」という器官があります。

海馬は、記憶や感情の抑制、空間認識などの役割をつかさどる場所で、認知病やうつになると萎縮して小さくなることが知られています。ただ、健康な人であっても1年に1～2%の割合で体積が減少していきます。

かつては一度小さくなった海馬を大きくすることは難しいと考えられてきました。つまり縮んでいく一方と考えられていたのですが、アメリカのピッツバーグ大学が2011年に次のような研究結果を報告しました。

研究は、55歳以上の男女120人を二つのグループに分け、一方はウォーキング、もう一方にはストレッチだけを、それぞれ週3回ずつ1年間実践。その経過を観察するというものです。

その結果、ウォーキングをしたグループは海馬の体積が平均2%増えたのです。

ではストレッチをしたグループはどうだったかというと、平均1・4％萎縮したという結果でした。

先述したように海馬は、健康な人であっても1年に1〜2％減ってしまうのが通常ですから、決してストレッチが減少に関与したということではありません。

この結果からわかったのは、ウォーキングには海馬の体積を増やす効果があって、ストレッチにはそれがなかったということです。

ウォーキングには、海馬を大きくする効果があるのです。


ほかの有酸素運動はどうかというと、海馬を大きくするという面からすると階段の上り下りや、沈み込みなどを挟んだウォーキング（P96）にはあまり効果がありません。

違いは「強度」です。筋トレや、その要素を含む階段の上り下り、沈み込みウォーキングなど「強度」が高い運動では、筋肉がたくさんの血液を必要とするため、脳で使える血液が少なくなるのです。血液が少なければ、血液によって運ばれる酸素や栄養も少なくなります。こういったことが理由だと考えられます。

そういったことからも、**海馬の回復にはウォーキングや軽いランニングなど「強度が低い有酸素運動」が向いている**ことがわかっています。

「固有感覚」の機能の向上も期待できる

前のページでは、「海馬」に空間認識の役割があるとお伝えしました。

空間認識とは、空間にある物の位置や形、大きさ、向き、速さなどを瞬時に捉える能力のことです。

そして、その能力とも深くかかわるのが「固有感覚」。

固有感覚とは、力の入れ具合や体の位置、動きなどを感じ取る感覚のことで、私たちはこの感覚をもとに筋肉や関節を動かしています。

たとえば、重い机を運ぶときはギュッと力を入れますが、豆腐を持つときはできるだけ力を加えないようやさしく持ちますよね。歩く先に何か物があればぶつからないように体を動かしますし、どう動けば避けられるかを感じ取って関節を動かします。

ではその感覚が衰えると、どうなるか。

たとえば、牛乳パックを持つときにその重さや距離感を感じ取れず、手からすべり落としてしまう。あるいは、力を入れすぎてパックをつぶしてしまったりします。

自分の腕や脚の長さと物の距離感がよめず、自分では避けようと動いているつもりでも家具などに足をぶつけてしまったり、つまずいてしまったりします。

高齢者にこういった動作の失敗が多いのは、固有感覚が衰えていることもかかわっています。

また、小さい子どもにもこういったことがよくあります。

固有感覚は持って生まれた感覚ではないので、子どもは生活や遊びの中で、この感覚を身につけどんどんと向上させていきます。それによっていろいろなことができるようになっていくわけです。

高齢者の場合も、再び固有感覚を向上させることは不可能ではありません。さまざまな動作をして重さや距離の違いを体に覚えさせていくと、感覚が戻ってきますが、そのあと押しに一役買ってくれるのが、ウォーキングというわけです。

ウォーキングによって海馬が大きくなれば空間認識の能力が向上し、固有感覚の向上にも影響してくるからです。

バランスボールに座れば、小脳が鍛えられる

トレーニングはもちろん、イスの代わりとしても使える大きなボールが「バランスボール」です。P82でも、座りながら背骨を動かすのに有効な道具だと紹介しましたが、じつは、**脳の働きにもいい効果をもたらすことがわかっています。**

かかわってくるのは大脳のすぐ下にある「小脳」。主にバランス感覚をつかさどっているところです。

バランスボールに座ると、ぐらぐらと不安定な状態になりますから、落ちないようにバランスを保とうとします。**この「バランスを保とう」とするときに小脳が刺激されて、活性化します。その結果、小脳が鍛えられる**のです。

効果の面から言うと一輪車もとてもすぐれていますが、現実的なやりやすさを考えると、やはりバランスボールのほうが皆さんも取り入れやすいのではないでしょうか。

イスやソファにじっと座っていても小脳の刺激はできませんし、猫背で長時間座って

いれば、姿勢を維持する背中などの筋力も衰えてしまいます。

同じ時間座るのなら、**小脳の活性化はもちろん、体を支えるために必要な体幹の筋肉も鍛えられるバランスボールをおすすめ**します。

また、階段の上り下り（P88、90）や片脚立ちで靴下をはく（P110）なども、不安定な状況を生み出し、バランスの保持が必要になる動きですから、小脳の強化に効果的です。

バランス能力が向上すれば、立つ、歩くといった日常の行動はもちろん、運動をするときも安定しやすくなるので、つまずきや転倒の予防にもつながります。

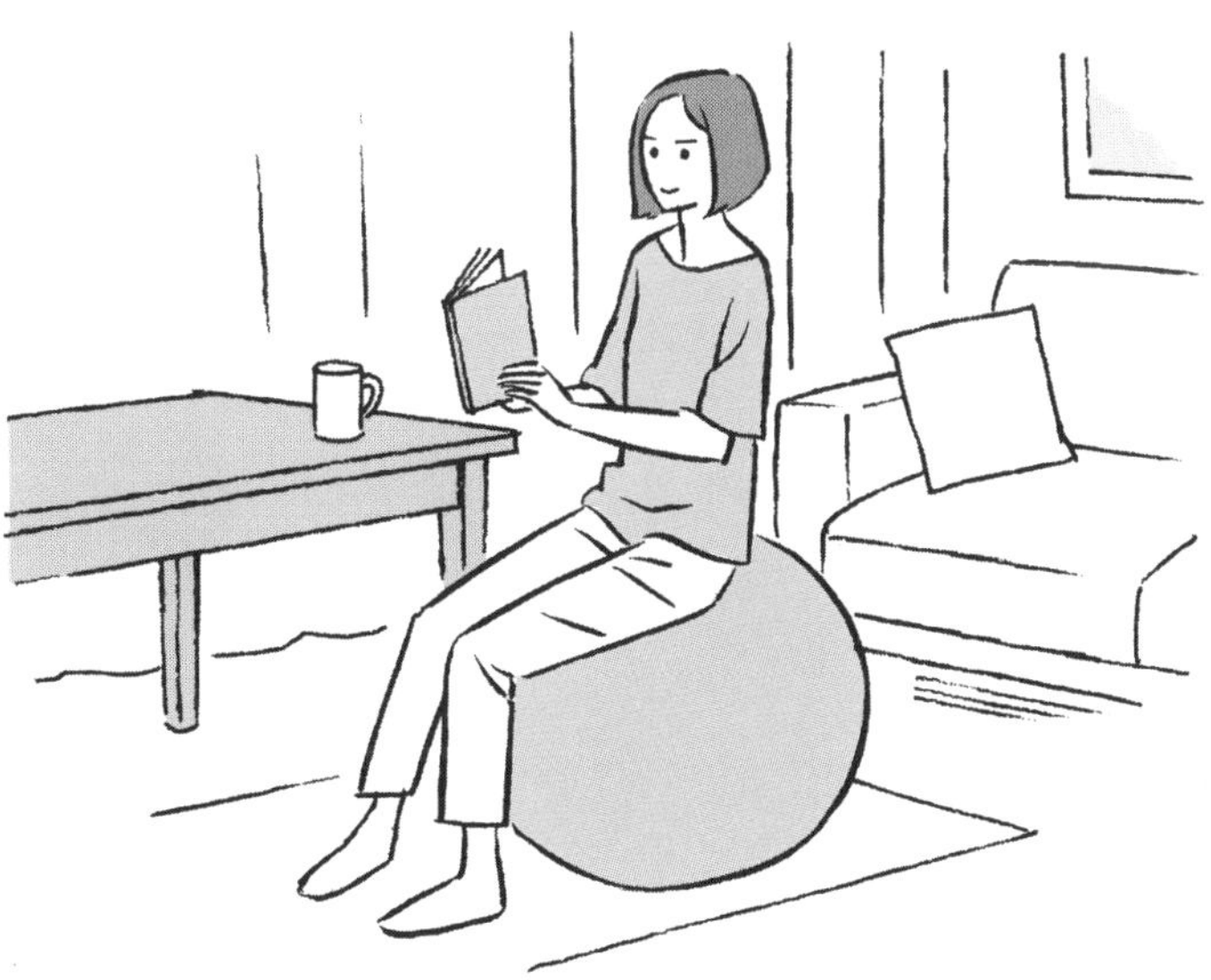

COLUMN

脳の活性化と誤嚥《ごえん》予防には、口《くち》トレも効果的

飲み込んだ食べ物や飲み物が食道ではなく気道（気管）に入ってしまう「誤嚥」は、「寝たきり」を引き起こす要因のひとつです（P60参照）。「寝たきり」と聞くと、足腰の衰えばかりに注目しがちですが、**「口《くち》の筋力」も動かさなければ衰えてしまいます。**そして、食べることに支障をきたすなどすると、「寝たきり」につながってしまうのです。

まず、左ページ上の「口力《くちりょく》チェック」をしてみましょう。ひとつでも当てはまれば口の筋力が低下している可能性があります。当てはまった人は改善のために、当てはまらなかった人でも予防のために、左ページ下の「口トレ」を実践しましょう。

また、**口と脳には強いつながりがある**ことがわかっています。口のトレーニングを行うことで、年齢に関係なく、**口の筋力を鍛えることができるのはもちろん、脳を活性化する効果もある**のです。

〔 口力チェック　いくつ当てはまりますか？ 〕

- ☑ 起きたとき、口の中が乾燥している。
- ☑ いびきをかくことが多い。
- ☑ 朝起きたとき、「よだれ」をたれていることがある。
- ☑ 食事中にむせることがある。
- ☑ 食事をするときは水をよく飲む。
- ☑ 声が出にくい。声が小さくなった。
- ☑ どちらかというと滑舌が悪いと思う。
- ☑ 口角が下がっていると思う。
- ☑ まぶたが下がってきた。目の周りのシワが気になる。
- ☑ 口内炎ができやすい。

ひとつでも当てはまれば口力が低下している可能性があります。
また、3つ以上当てはまった人は、衰えが進行している可能性が高いです。

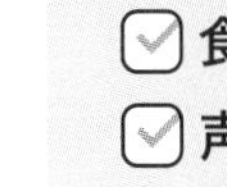

〔 口《くち》トレを実践しましょう 〕

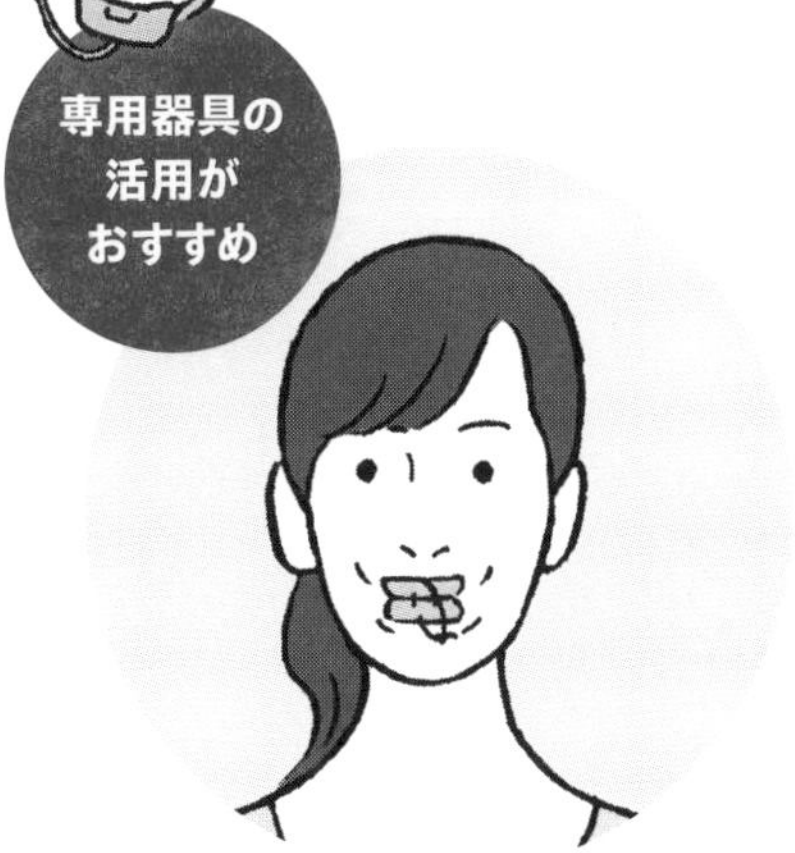
専用器具の
活用が
おすすめ

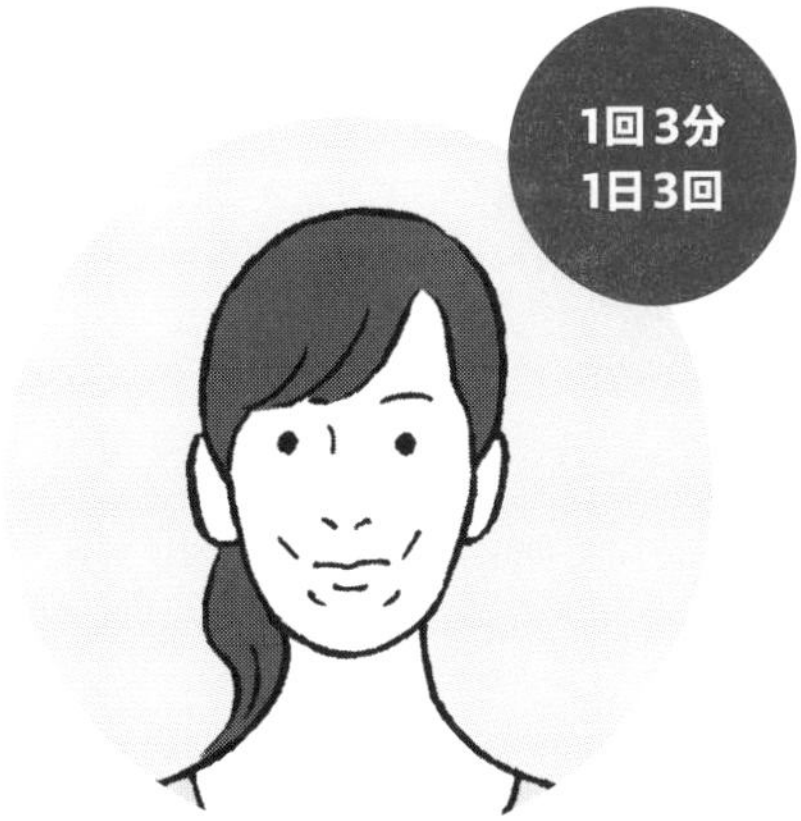
1回3分
1日3回

専用の器具（クチトレプラス）を使うと、誰でも簡単にでき、さらに効果が高まることも期待できます。

唇を強く閉じ鼻でひと呼吸したら、つばをゴクンと飲み舌を上あごに当てる。その状態で鼻で呼吸をしながら3分キープ。

「寝たきり」になりたくなければ体を動かすしかない

厚生労働省の発表によると、日本の要介護（要支援）認定者数は、２０００年では２５６万人でしたが、２０１２年は５３５万人。さらに２０２１年３月末では６８１万人になっています。つまり、２０００年以降の約20年間で約２・６倍にも増えているのです。なぜ、これほどまでに、いわば「寝たきり」やその状況に近い人が増えているのでしょうか。そのいちばんの原因は、皮肉なことに「寿命が延びたこと」にあります。

１９５０年頃の日本人の平均寿命は、現代と比べるとかなり短く約60歳前後でした。平均寿命が60歳前後だった頃までは、運動器、つまり身体運動にかかわる筋肉や骨、神経といった器官や組織が衰えると同時に、あるいはその前に寿命が尽きていました。つまり、「寝たきり」の状態になる前に亡くなっている人が多かったのです。

しかし平均寿命が大幅に伸びた現代は、運動器が衰えてからの寿命が長くなっています。命そのものの寿命が、運動器の寿命を超えたのです。弱った運動器とともに生きていく人が増えた。それが、「寝たきり」が増えているいちばんの理由と言えます。

「人生100年時代」。

近年、そんな言葉をよく耳にするようになりました。医療技術の進化や衛生環境、栄養状態の改善などによって、日本はもとより世界の平均寿命は延びています。厚生労働省によると2019年の日本人の平均寿命は、男性が81・41歳、女性が87・45歳です。

ちなみに平均寿命というのは、その年の死亡者の平均年齢ではありません。現代の死亡率をもとに推測された、その年に生まれた人の予測寿命。先述した、男性81・41歳、女性87・45歳は、2019年に誕生した日本人が生きられる予測の年齢になります。

おそらく日本人の平均寿命は今後も延びていき、そう遠くない将来、「100歳」を超えるでしょう。

また、2019年の健康寿命（健康上の問題で日常生活が制限されることなく生活できる期間）はというと、男性が72・68歳、女性が75・38歳。平均寿命と健康寿命には、男性は約9年、女性は約12年の差があるのです。

「人生100年時代」という言葉は、単に寿命が延びたことを示すのではなく、寿命が100歳まで延びていくにあたって、国や組織、個人も、100年生きることを見据えた社会や人生設計をしていかなければならないといったことを示唆しています。

100年を豊かに生きるためにはどうすればいいか。

働き方、資金や資産、教育や生涯学習など、さまざまな面において取り組みが進められていますが、当然、「体づくり」にも目を向けなければ100年を乗り切れません。

人生を豊かにまっとうするためには、替えがきかない自分の体を100年守っていかなければなりません。そのためには、100年長持ちするように、早いうちから対策をしていかなければならないのです。いざ「寝たきり」になってしまったら、そこからの回復は至難。そのときになって後悔しないように、今日から「100年長持ちする体」をつくっていきましょう。

そして、本書で何度もお伝えしたように、「一生歩ける健康な体」をつくるためには、体を動かさなければなりません。

毎日ソファに座っているだけで丈夫な体が維持できたら、どんなにラクでしょう。筋トレせずに筋肉が増えてくれたら、そんなうれしいことはありません。

でも、残念ながら人間の体は、動かさなければ筋力も骨も脳も衰えます。「運動せずして、寝たきりは避けられない」と言っても過言ではありません。

体を動かすことこそが、「寝たきり」の最大の予防策なのです。


とはいえ、筋トレやウォーキングなどの運動はハードルが高いですよね。まずはここで紹介した「体の使い方」から入れば毎日でも取り入れられると思います。

そして、何もかも完璧にやろうとしたら続きません。大事なのは続けることです。

たとえばウォーキングも、3日続けてがんばったら2日サボろう、でもOK。そうやって、気負わないことも運動を続けるコツです。できることから少しずつでもいいので、生活の中で体を動かす習慣をつくっていきましょう。

2023年9月

中野ジェームズ修一

中野《なかの》ジェームズ修一《しゅういち》

フィジカルトレーナー
米国スポーツ医学会認定運動生理学士
(株)スポーツモチベーション取締役
東京神楽坂会員制パーソナルトレーニング施設
「CLUB100」最高技術責任者
フィジカルトレーナー協会 (PTI) 代表理事

1971年生まれ。フィジカルを強化することで、競技力向上や怪我の予防、ロコモティブシンドローム・生活習慣病対策などを実現する「フィジカルトレーナー」の第一人者。早くからモチベーションの大切さに着目し、日本では数少ないメンタルとフィジカルの両面を指導できるトレーナーとして、多くのトップアスリートから一般の中高年者まで幅広く指導している。2014年からは青山学院大学駅伝チームのフィジカル強化も担当。著書・講演多数。

PROFILE

STAFF
ブックデザイン……鈴木大輔・江﨑輝海・仲條世菜（ソウルデザイン）
イラスト……村林タカノブ
編集協力……柿沼曜子
校閲……麦秋アートセンター
DTP……アド・クレール
協力……木村竣哉（株式会社スポーツモチベーション）

運動嫌いでも一生歩ける体になる
寝たきりにならない体の使い方

2023年10月3日　第1刷発行

著者……中野ジェームズ修一
発行人……土屋 徹
編集人……滝口勝弘
編集担当……酒井靖宏
発行所……株式会社Gakken
〒141-8416　東京都品川区西五反田2-11-8
印刷所……共同印刷株式会社

●この本に関する各種お問い合わせ先
本の内容については、下記サイトのお問い合わせフォームよりお願いします。
https://www.corp-gakken.co.jp/contact/
在庫については　Tel 03-6431-1250（販売部）
不良品（落丁、乱丁）については　Tel 0570-000577
学研業務センター　〒354-0045 埼玉県入間郡三芳町上富279-1
上記以外のお問い合わせは　Tel 0570-056-710（学研グループ総合案内）